整形美容

365问

主编　吴溯帆

U0287408

浙江科学技术出版社

图书在版编目（CIP）数据

整形美容365问 / 吴溯帆主编 . — 杭州：浙江科学技术出版社，2021.12

ISBN 978-7-5341-9376-7

Ⅰ . ①整… Ⅱ . ①吴… Ⅲ . ①美容-整形外科学 Ⅳ . ①R622

中国版本图书馆CIP数据核字（2021）第269962号

书　　名	整形美容**365**问	
主　　编	吴溯帆	

出版发行　**浙江科学技术出版社**

杭州市体育场路347号　邮政编码：310006

办公室电话：0571-85176593

销售部电话：0571-85176040

网　　址：www.zkpress.com

E-mail：zkpress@zkpress.com

排　　版	杭州兴邦电子印务有限公司				
印　　刷	浙江海虹彩色印务有限公司				
开　　本	880×1230　1/32		印　　张	7.125	
字　　数	196 000				
版　　次	2021年12月第1版		印　　次	2021年12月第1次印刷	
书　　号	ISBN 978-7-5341-9376-7		定　　价	48.00元	

责任编辑　唐　玲		**封面设计**　孙　菁	
责任校对　马　融		**责任印务**　田　文	

《整形美容365问》编委会

主　　编　吴溯帆

编写人员　(以姓氏笔画为序)

王佳楠	厉　天	王跃东	石杭燕
叶彩娣	冯　啸	冯　微	朱　欢
朱　保	朱　梅	孙　笑	孙　燚
严　晟	李响琴	李婧宇	来方远
吴美华	吴跃俊	吴溯帆	何雪丹
汪　琴	张　策	张　磊	张文君
张志民	张桂萍	陈　永	陈　达
陈　燕	罗观海	金婷婷	赵　烨
施丹华	洪嘉昀	姚红琴	莫雅晴
钱　黎	郭金才	韩　斐	楼　正
潘　蕾	冀　宇		

绘　　图　黄轶兰

随着人民的美好生活需要日益增长，人们对自己容貌体形的改善要求也不断提升，越来越多的人为保持年轻美丽和提高自信开始寻求整形美容技术的帮助。目前，大家正逐渐改变对医疗美容的偏见，越来越能接受这一新生事物，整个社会对医疗美容的需求急剧增加。医疗整形美容已步入高速发展阶段，中国已成为全球第二大医疗美容市场。

整形美容是指运用手术、光电、药物等医疗手段（通常是有创的，部分是不可逆的），修复、美化、重塑人的体貌。这类操作需要在医疗机构由经过专业训练的医务人员实施，以确保安全和有效。由于求美者数量的急剧增长、新兴诊疗手段的快速发展，出现了整形美容科普知识的相对滞后，在坊间和网络上传播着大量不科学的医疗美容信息。本书的主要功能就是为广大求美者提供科学、前沿、正确的医疗美容科普知识。

本书由40多位工作在整形美容一线的医务人员撰写，针对医疗美容诊疗过程中常见的疑问、注意事项、误区等做了详尽的论述。全书列出了365个常见问题，用问答的形式进行简明扼要的讲解。内容涉及身体各部位的整形美容，从手术到光电、注射等各类整形美容手段，从单纯美容到缺陷整形的全范围治疗，相信读者在阅读后就能迅速了解医疗美容的全貌，对后续诊疗有一个清晰的认识，有助于找到最适合自己的诊疗方法。

吴溯帆

2021年6月于杭州

C目录 CONTENTS

1

三 眼部

四　耳部

五 鼻部

六 口部

七 唇腭裂

八 面颈部年轻化

九　面部轮廓整形

十 瘢痕、血管瘤和体表肿瘤

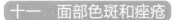

十一 面部色斑和痤疮

十二　下巴和颈部

十三　腋下、上肢和手部

十四 乳房

十五　腹部

十六　会阴部

十七 下肢和足部

十八 牙齿美容

十九 其他整形美容常识

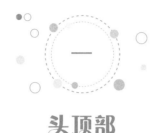

头顶部

1 **我每天掉很多根头发，今后会不会秃头啊**

正常人的头发数目约为 10 万根，每天平均生长 0.35～0.45mm，每月生长 1.0～1.5cm。其脱换周期为 3～5 年。正常情况下每天脱发 50～70 根，秋季较多而夏季较少。如果每天掉的头发不是特别多（不超过 100 根），都属于正常，请不要担心。毛发生长周期有三个阶段，即生长期、退行期和休止期。正常人 90% 的毛发处于生长期，处于休止期的毛发肉眼看不到，2 个月左右会进入生长期。如果你的脱发大大

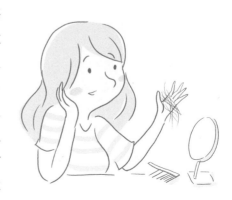

超过正常范围，就应该尽早到医院就诊。

2 我今年27岁，就已经开始谢顶了，我爸爸也是很早就开始掉头发了，有什么药可以治疗吗

到目前为止，脱发被认为与以下三种因素有关：遗传、年龄以及内分泌。国人脱发主要是男性型脱发，一般认为其原因与头皮局部的一种酶（5α–脱氢还原酶）的活性增强有关。男性型脱发的常见表现为头顶毛发稀疏、前发际线形态改变（如呈W形）等。目前临床上常用的药物可以起到延缓脱发的作用，但尚未发现一种可使萎缩的毛囊恢复正常的内服或外敷药物。头发移植术是目前矫治各种原因导致的永久性脱发的最有效手段，手术创伤较小，不会影响正常的工作和生活。

3 我想做头发移植的手术，又担心移植后的头发会再脱落，请问移植后的头发会永久成活吗

各个部位头发的生长特性并不相同，通常后枕部（后发际线上6～8cm）头发的生命周期较长而被称为"优势区"，是一片"常青树"。将优势区的头发移植到脱发区，移植头发将保持其原有特性，并不受到受区的影响。也就是说，优势区的头发一般不会随着脱发的进展而脱落。当然，毛发移植存在一定的成活率，目前较好的成活率为80%～90%。做头发移植手术前，需要和手术医生商量具体的手术方案，确定术后发际线的形状，还要进行常规的检查、理发和洗头。术后一般需口服抗生素3～5天，包扎3天左右。3天后即可开始洗头，但动作应轻柔，主要目的是清除痂皮，避免毛囊炎的发生。

4　头发移植术后能够达到正常头发的密度吗

　　正常头皮的头发密度一般为每平方厘米60～100根，目前头发移植术所能达到的密度一般是它的1/2左右。最主要的原因就是移植的头发来源有限。目前，头发移植术是一种典型的"拆东墙，补西墙"的手术，但是，沙漠和森林还是有本质的区别的，而稀疏的森林和茂密的森林就只是量的区别而已。脱发畸形和正常密度的头发外观差别巨大，而移植后的头皮虽然头发密度是正常头皮的1/2左右，但外形上的改善还是非常显著的。应用体外毛囊培养的技术可以扩增大量的毛囊，但目前尚处于试验阶段，如将来能用于临床，再配以更先进的打孔技术，移植头发的密度就能得到进一步提高。

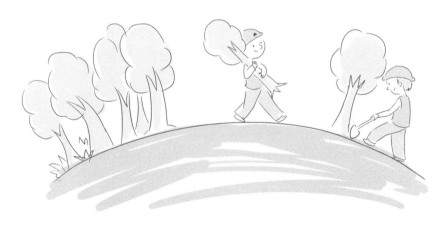

5　我的头发边缘有很多小杂毛，看起来很乱，可以去掉吗

　　小杂毛可以通过激光脱毛去掉，不过需要做好几次，做3～5次基本就能达到不长毛发的程度。值得一提的是"美人尖"这个东西，有人喜欢，有人不喜欢，激光脱毛可以完美地解决这个问题。有"美人尖"不想要的姑娘只要用激光将尖尖这一部分头发脱掉即可；而本身没有"美人尖"又想要的可以通过激光脱毛将发际线脱成这个形状。大家可能还会关注激光脱毛会不会疼痛，现在的脱毛设备基本上疼痛度很轻，而且速度也比较快，完全能够耐受。如果你特别怕疼，可以在脱毛之前敷局麻药膏半小时，就能将疼痛感降到最低，甚至完全没有知觉。总而言之，激光脱毛作为光电美容治疗中很受欢迎的项目，创伤小、花费低，在发际线脱毛中的应用还是很灵活的。

6 我头顶长了一颗痣，每次梳头不小心就会碰破出血，有恶变的可能吗

良性的色素痣对人体没有危害，每个人都有十几二十颗痣，绝大部分的痣都是良性的，不必担心。但是痣万一恶变，就会变为黑色素瘤，是恶性度很高的肿瘤，预后不好。其病变的理由不清楚，可能和反复刺激有关，所以，对长在容易摩擦的部位，如手心、脚底、口唇黏膜、生殖器黏膜的痣，建议还是抽时间将其去除，以消除其恶变的可能。你头顶的痣，如果在梳头时经常碰破出血，就应该将其去除，以绝后患。去除的方法可以考虑激光烧灼或者手术切除，前者适用于较小的痣，后者适用于较大的痣。此外，如果你需要做病理切片的话，只能选择手术切除，因为激光治疗后，痣就变成烟雾消失了。

7 我的头顶部在烫伤后留下了一块约手掌大小的没有头发的瘢痕区域，可以治疗吗

你的情况属于头皮瘢痕性脱发，比较适合采用扩张器的方法治疗。手术需要分两次进行：第一次手术在有正常毛发生长的头皮下埋植扩张器，术后定期向扩张器内注水，在扩张器扩张的同时也扩大了头皮，从而获得了多余的头皮。第二次手术时，将没有头发的头皮瘢痕切除，然后将扩张

出的多余头皮转移到缺损部位，整个治疗过程可能需要2~3个月的时间。扩张器的治疗原理其实在日常生活中就可以见到：妇女怀孕时，胎儿就类似于植入其腹部的扩张器，随着胎儿不断长大，撑大了母亲的腹部，孩子出生后母亲的腹部皮肤一般都比较松弛，也就获得了多余的皮肤。

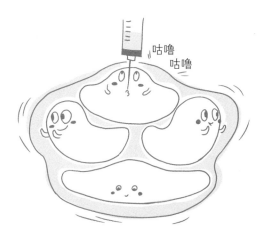

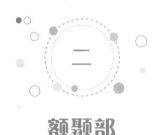

额颞部

1 我感觉自己的前额特别低平，尤其是从侧面看，就和缺了一块一样，可以整形吗

你的情况可以通过注射填充剂或手术植入假体进行改善。注射材料主要分为自体脂肪和人工材料（如透明质酸，俗称坡尿酸）两类，可以注入前额的软组织层内，以达到抬高的效果。自体脂肪注射后只能成活一部分，所以需要注射2～3次，成活后就可以持久维持。透明质酸通常可以维持1年左右，降解后需要再次补充注射。注射填充可以解决大部分额部低平的情况，如果凹陷严重或局部畸形，可以考虑手术植入假体。使用的材料也有自体真皮和人工材料（如硅胶或膨体）两类。用于额部填充常选用聚四氟乙烯（PTFE），该材料的质地比硅胶软，内部含有很多微孔，组织可以生长进去，和人体的相容性更好。手术还可以通过内镜做，在前额

的发际线内开几个小口将材料植入，可避免长的切口。

2 我感觉自己的前额太前突，尤其是眉弓这个部位，很不好看，有啥好办法吗

首先应该做一个检查，确定你的前额高度是否在正常范围以内；如果确实比较高，才可确定需要降低的高度。使用多排螺旋CT拍片，经过计算机三维重建后得到立体的颅骨照片，可以直观地展示额部的高低状态，有助于该手术的术前设计。一般眉弓应该稍微比前额高出一些，如果差别过大则影响外观，可以通过手术改善。手术可以在内镜辅助下进行，在前额发际线内开3个长1cm左右的小口，利用电锯或者高速磨头将过高的眉弓磨除一部分，如果额部的某些区域比较高，还可以同时磨除部分额骨，从而改善整个额部外观。

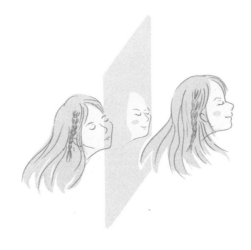

3 我的两侧颞部凹陷，颧骨比较突出，感觉面部轮廓不协调，可以通过手术改善吗

颞部凹陷的患者其实大部分同时伴有颧骨凸出，建议颧骨凸出十分严

7

重的患者在进行颞部手术的同时做颧骨降低的手术。颞部凹陷的整形方法主要是填充。填充材料分为自体组织和人工材料两种。常用的自体组织是自体脂肪和真皮片，可以取自腹部和大腿内侧等部位。通过注射或手术的方法将自体组织移植到凹陷部位，可以达到丰满颞部的效果。但是因为自体脂肪移植每次只能成活一半左右，所以需要重复移植。人工材料包括PTFE和硅胶，PTFE的质地接近软组织，可以按需要制备适当的大小和厚度，移植到凹陷的部位；硅胶质地偏硬，植入后容易被触摸到。还可以将PTFE和自体脂肪联合应用，用PTFE抬高整体，用自体脂肪进行局部细微处的修饰，效果更好。

4 **我整个人都很瘦，尤其是颊部和太阳穴两个部位，有什么整形方法吗**

你的情况主要是面部软组织凹陷影响了面部的轮廓，需要进行面部填充整形，有手术切开植入和注射填充两种方法，目前比较常用的是注射法填充术，可以选用透明质酸和胶原等人造材料，也可以使用自身的脂肪。使用自身脂肪填充的优点是取材方便、价廉物美，自体组织没有排异，但由于脂肪移植之后吸收率较高，大约只有一半的脂肪能够成活，所以需要多次填充。此外，脂肪是颗粒状的，移植后皮肤表面有时会不平整，需要几个月的时间自我塑形后才能达到光滑自然。这些手术都可以在门诊进行，无须住院，手术后口服抗生素3～5天，1～2周后肿胀基本消退，1个月左右就会达到比较理想的效果。

5 **我的发际线很低，有办法提升额颞部的发际线高度吗**

如果在前额或鬓角发际线边缘有过多的毛发，看起来发际线显得过低或过窄，发型不整洁，进而影响脸部的整体效果，可以通过脱毛的方法破坏发根的毛囊组织，以达到去除相应部位的多余毛发、调整发际线轮廓的目的。每次治疗时间在10分钟左右，两次治疗间隔1个半月，需3～5次治疗。如果属于严重的发际线过低，应该通过手术方法调整发际线的高度，但也要有一定的比例，理想的脸型应该符合上、中、下平均三等份的美学标准，即前额发际线到眉间、眉间到鼻底、鼻底到下巴底部高度应基本均等。

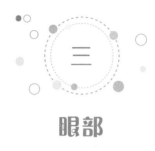

眼部

1

我今年25岁，小时候被火烧伤，右边的眉毛全都没了，都是瘢痕，怎么治疗啊

眉毛再造的方法有很多：第一个方法也是最简单的方法，就是通过文眉来修正，选用和对侧眉毛相同的颜色进行修饰，尽量达到接近的程度，此法只有平面美化的效果。第二个方法是通过头发移植来重建眉毛，但是因为头发与眉毛不同，头发移植后将维持其原有的生长特性不变，移植的头发一般要比正常的眉毛颜色深一些，毛干粗一些，还会不断生长，因此需要经常修剪。此外，在瘢痕上进行植发比较困难，好比在石子地上种树，难以做到密集移植。第三个方法是移植整块头皮，如果另一侧的眉毛比较浓密，就可以移植一条头皮到患侧，浓密的头发比较接近对侧浓密的眉毛。你的情况建议使用第一个或第三个方法。

2 我的眉毛下垂比较明显，以前还做过文眉，但不太满意，可以整形吗

对于你的情况可采取两个办法：第一个办法是将不良文眉切除，能同时起到提眉的作用，手术后可以再次文眉，重建眉毛的形态。第二个办法是先用调Q开关激光将不良文眉洗除（一般1～2次即可将文眉完全去除），然后施行提眉手术。目前，提眉手术可以通过内镜来做。与传统手术相比，内镜手术具有瘢痕隐蔽（位于头皮内，传统手术的瘢痕位于眉上）、术后恢复快、更为安全等优点。如果对再次文眉有顾虑的话，可以选用第二个办法。

3 我今年21岁，看到别人文了眉毛和眼线，也想去文，有什么建议吗

文眉术是一个永久的化妆术，一旦实施，就难以改变，因此，对于喜欢追求时尚的年轻人来讲，文眉术并非最佳选择。另外，一种眉形也许只适合一种或几种妆型，化妆可能是一个更好的选择。一般认为以下情况属于文眉的适应证：①眉毛稀疏，颜色浅淡；②眉毛残缺，外伤后眉毛不对称；③外伤后瘢痕性眉毛缺失；④经医治无效的眉毛脱落；⑤因职业需要，需经常化妆而无时间化妆者；⑥眉形不理想或对原眉形不满意者。文眉属于医疗美容项目，应该到有相关资质的机构进行。

4 我两眼间的距离很宽，应该如何整形

两眼间的距离过宽称为"眶距增宽"。眶距增宽分为假性和真性两种。假性眶距增宽并非骨性的眶距增宽，多由内眦赘皮及鼻梁过于平塌所致，这在东方人中十分常见，多可通过内眦成形术、重睑术、隆鼻术来矫治。是否为真性眶距增宽需要通过测定两侧泪嵴点（即在眶内侧壁位置可

以摸到的一个突起的点）距离来判定。对中国人而言，两侧泪嵴点的距离在 32～35mm 为轻度眶距增宽，在 36～39mm 为中度眶距增宽，大于 40mm 为重度眶距增宽。轻度眶距增宽的治疗方法与假性眶距增宽相同，中、重度眶距增宽需要通过截骨术来矫正。

⑤ 请问我眼睛下面怎么总是有黑眼圈呢

黑眼圈是指眼睛下方的色泽比正常人要灰暗一些，给人一种没有休息好或上了年纪的感觉。从医学角度分析，黑眼圈形成的原因有以下几种：①下睑皮肤色素沉着或色斑（由于眼睛周围的皮肤非常薄而又经常接触各种化妆品，所以容易产生炎症，久而久之就会形成色素沉着或色斑）；②皮下增粗的静脉血管或静脉淤血（劳累可以导致血运不良，深色的静脉血淤积在眼轮匝肌内，通过皮肤表现出来就形成了黑眼圈，皮肤白皙且较薄的人更容易出现这种现象）；③眼袋的阴影（尤其是比较严重的眼袋，因光线作用会在其下方形成阴影）；④下睑细小的皱纹（中年妇女在该部位往往有许多细小的皱纹，在光照下，有皱纹的部位会比光滑的部位吸收更多的光线，给人以暗淡的感觉）。

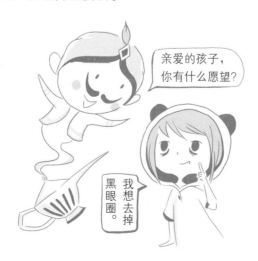

亲爱的孩子，你有什么愿望？

我想去掉黑眼圈。

⑥ 有没有治疗黑眼圈的好办法呢

黑眼圈形成的原因有很多，要根据所属类型对症下药。如果是由皮肤色素沉着或色斑造成的，就要尽量避免刺激该部位的皮肤，到医院就诊，想办法减轻炎症，使用激光或药物治疗色素沉着或色斑。如果是由劳累导致的静脉淤血，则需要调整作息时间以保证睡眠和休息，使用按摩、理疗等手段促进血液循环。对于由眼袋造成的黑眼圈，只要通过眼袋整形手术就可以达到纠正的效果。而由细小皱纹产生的下睑部位灰暗，就要通过激光、射频、注射或手术等方法收紧皮肤、消除皱纹，来改善黑眼圈的外观。

⑦ 我今年35岁，两个眼角开始有一点向下挂了，可以整形吗

人到中年以后，随着年龄的增长，面部皮肤会渐渐出现松弛的现象，最早出现的就是眼周的皮肤松弛，表现为鱼尾纹、眼袋及外眼角下垂。其原因有两个：一是上睑的皮肤松弛，好像窗帘因拉绳松了而挂下来一样；二是上睑的脂肪逐渐下垂，在重力的作用下把眼角推了下来。对付这样的变化，整形方法是去除多余的皮肤、脂肪，更重要的是加强向上悬吊的力量。建议你做一个眼角或颞部的悬吊手术，把下垂的眼角向上悬吊。如果同时还有上睑皮肤松弛的现象，可以再配合做一个上睑年轻化手术，去除松弛的皮肤和突出的脂肪。

⑧ 眼睛为什么会有单眼皮和双眼皮的区别

眼睛是单眼皮还是双眼皮是由提拉上睑的肌肉（上睑提肌）在上睑皮肤分布位置的不同而决定的。双眼皮者有小部分上睑提肌纤维附着在睑板前的皮肤上，大部分分布在睑板上，睁开眼睛时就会同时上提皮肤，从而呈现双眼皮；而单眼皮者没有上睑提肌纤维分布到皮肤，肌肉收缩时只将睑板上提，而不会上提皮肤，就呈现单眼皮。

9 双眼皮有哪些类型？不同的眼睛适合什么样的双眼皮

根据双眼皮与上睑缘的位置和走向关系，双眼皮主要分为以下几类：①开扇型。眼皮的褶皱从内眼角开始，越往眼尾越宽，内窄外宽，如同一把扇子慢慢打开，适合眉毛和眼睛的距离适中、眼皮较薄者。②平行型。上睑皮肤皱襞跟上睑缘基本平行，内、中、外侧重睑宽度大致相同。这种形态的双眼皮显得洋气、端庄稳重，适合眼睛比较大、眉弓比较高、眉眼间距较远者。③新月型。内眼角（眼头）和外眼角（眼尾）部位的双眼皮宽度比较窄，眼睛中间部分最宽，外形像一轮新月。这种形态的重睑让眼睛显得清晰有神，适合年轻、眼部肌肤紧致的女性。④欧式型。此为特别宽的平行双眼皮，且眼部深陷。这类双眼皮只适合长相欧化的人，并不适合绝大多数亚洲人。

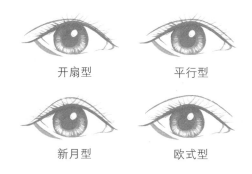

开扇型　　　　　　平行型

新月型　　　　　　欧式型

10 最常用的双眼皮手术方法有哪些

双眼皮手术在医学上称为"重睑术"。最常用的双眼皮手术方法有两种，即埋线法和切开法。埋线法一般只适用于上睑皮肤较薄且没有皮肤松弛和脂肪膨出的求美者，不切开皮肤，只需用缝线将睑板与皮下组织结扎绑定，连成重睑线。其优点是恢复快，没有手术切口痕迹；缺点是随着时间的推移，由于缝线和组织的粘连逐渐松弛，重睑线有可能变浅或消失。切开法适用于各种情况的单眼皮，尤其是上睑臃肿、皮肤松弛者，还可用于修复不满意的埋线法手术。切开法需要切开皮肤，切除部分眼轮匝肌，除去臃肿的脂肪，将皮肤与睑板缝合，术后5～7天拆线。其优点是效果完美持久；缺点是需要一定的恢复时间，并会留下手术切口痕迹。

⑪ 双眼皮手术后一般要肿胀多久？如何加快肿胀消退

　　双眼皮手术后肿胀时间的长短与手术方法及各人的体质有直接关系。一般来说埋线法较切开法肿胀程度轻，消退也快。切开法一般术后3～7天肿胀便可不明显，但要完全消退可能要2～4周。同样的手术方法，创伤小的肿胀就轻，第二次手术后的肿胀时间要比第一次手术后长。皮肤弹性好的人较皮肤松弛者消肿快，年轻人较年纪大的人消肿快。在术后48小时内做局部冷敷可有效减轻出血及肿胀；3天后进行热敷有利于促进静脉血液和淋巴的回流，加速肿胀的消退。另外，还可服用一些消肿的药物。注意不要用眼过度，保持良好的睡眠。

⑫ 双眼皮做得不好看能不能再改呢

　　双眼皮做坏的情况五花八门，有的好修，有的难改。综合来讲，埋线法损伤比较小，没有切除皮肤、肌肉和脂肪，对局部结构破坏小，因此比较容易修复。对于切开法，畸形轻微、双眼皮较窄、手术时未去除脂肪和切除皮肤较少的双眼皮容易修改一些，反之则较难矫正。双眼皮手术修复的难度与手术次数有关，手术次数越多，对组织的破坏越大，矫正就越困难。因此，双眼皮的二次修复一定要慎重，在上一次手术后要等一定的时间（半年以上），待局部组织恢复、形态稳定后再进行，不可急于修改。同时要找经验丰富的医生做手术，以尽可能保证安全。

⑬ 什么样的眼睛适合做双眼皮手术？什么样的眼睛不适合做

适合做双眼皮手术的情形有：①眼睛较大，上睑皮肤较薄者；②两眼一单一双或宽窄不一者；③内双或半双眼皮者，即虽是双眼皮，但睁大眼睛时仅剩外侧半条或完全消失；④上睑皮肤松弛下垂，压迫睫毛或挡住部分视野者；⑤眼外形欠美观者，如八字眼、大小眼等；⑥上睑下垂者，可在行矫正术的同时行双眼皮手术。不适合做双眼皮手术的情形有：①眼裂过小，两眼距离过宽者；②眼裂已很宽大、眼型短圆、斜视、眼球突出者；③上睑缘与眉弓距离过近者；④眼睑外翻或闭合不全者；⑤上睑皮肤有感染者；⑥严重的内科疾病、瘢痕体质或精神心理疾病患者。

⑭ 一单一双的眼睛能做双眼皮手术吗

有的人天生就一只眼睛是单眼皮，另一只眼睛是双眼皮，致使眼睛一大一小，给人以不对称的感觉。能不能通过手术把另一只眼睛也变成双眼皮呢？回答是肯定的。那么，是只把单眼皮的那只眼睛变成双眼皮，还是两只眼睛都要做一下呢？这要根据具体情况来确定。如果天然双眼皮的这只眼睛的双眼皮非常漂亮，就无须对它进行改造，只要以它为准，将对侧的单眼皮改成与之对称的双眼皮即可。但是最后的效果只能达到两侧接近的程度，想要完

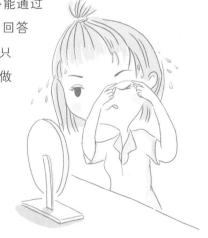

全对称还是比较困难的。假如天然双眼皮的那只眼睛外形并不理想，或者"双"得很浅或只有一半，那就最好两侧同时手术，这样就可以获得比较对称的双眼皮。

⑮ 什么是水泡眼？可以整形吗

水泡眼是指上睑皮肤松弛、眼轮匝肌过于肥厚、皮下脂肪过多引起的上睑臃肿、肥厚，致使眼裂狭小的特殊眼型，在东方人中并不少见。正常人眼球四周有适量的脂肪组织，以保护眼球；当脂肪过多时，脂肪突出就容易形成水泡眼。水泡眼可以通过切开法双眼皮手术进行改善，手术中应切除多余的皮肤、皮下脂肪和肥厚的眼轮匝肌及多余的眶隔内脂肪。术后患者眼裂增大、上睑变薄，水泡眼的外形会有明显改善。企图用埋线法做双眼皮对水泡眼是不可取的，因为眼部脂肪并未减少，仅靠埋线难以使皮肤和睑板产生牢固的粘连，做出的双眼皮一般不太好看，而且容易变窄甚至消失。

⑯ 我是单眼皮，而且又肿又厚，像没睡醒似的，做双眼皮手术会好看吗

单眼皮并不代表不美，评价美的标准也不是非得看一个人是不是双眼皮。但不可否认的是，双眼皮给人以更强的立体感，更加容易衬托出眼睛的神韵。随着全球审美观趋于一致，越来越多的人认同欧美人的那种薄皮肤、双眼皮、大眼睛和睫毛上翘是美丽的。因此在亚洲，双眼皮手术一直是整形外科做得最多的一项手术。按照你的情况，由于眼睛比较肿，皮肤比较厚，容易给人以疲劳或没有精神的感觉，可以通过双眼皮手术加以改善。医生会根据你的情况，在做双眼皮手术的同时，去除多余的皮肤和脂肪，使手术后的效果更好，不但双眼看起来会大很多，而且眼皮会薄一些，睫毛也会上翘起来，术后数周你就会拥有一双明亮的大眼睛。

17 我想做双眼皮手术，去医院咨询时医生说我有内眦赘皮，需要同时手术，是这样的吗

内眦赘皮是蒙古人种的眼睛特征之一，表现为眼睛的内眦角处有一小块从上眼皮转向下眼皮的半月形皮肤。正常人的面部标准是"三停五眼"，也就是说面宽等于五只眼睛的宽度，两眼之间的距离刚好等于一只眼睛的宽度。而有内眦赘皮的人，由于赘皮遮住了眼睛的内眦角，使眼睛变小，眼距变宽，给人一种鼻根宽大、两眼分开的不协调感。因此，在做双眼皮手术的同时纠正内眦赘皮会使眼睛看起来更大、更有神采。需要提醒的是，内眦赘皮手术会在眼睛的内眦角处遗留轻微的手术痕迹。如果你非常在意这处细疤，可以先做双眼皮手术，根据术后效果再决定是否做内眦赘皮手术。

18 双眼皮手术前应该做哪些准备？手术后对工作和学习有影响吗

双眼皮手术前需要做血常规和快速乙肝表面抗原两项常规化验，以便让医生了解求美者术前的身体状况。手术恢复需1周左右，手术后的前两天肿胀比较明显，因此在手术前要安排好个人的工作和学习时间。女性还需要避开月经期，因为在月经期进行手术，人体失血会比较多，术后的恢复期也会更长些。手术当天可准备一副太阳镜，用于术后遮挡。手术后第二天就可以恢复普通的办公室工作或学习，但要避免用眼过度疲劳。术后忌烟、酒和辛辣等刺激性食物，口服抗生素3～5天。手术后48小时内做冷敷，48小时后做热敷，这样更有利于消肿散淤。术后1周拆线，拆线后24小时伤口就可以沾水了。

⑲ 想做三点式的"韩式双眼皮"，不知道它和传统的双眼皮手术有什么区别

大众所说的"韩式双眼皮"实质上是一种"部分切开"的双眼皮手术方法，相比于传统双眼皮手术，它属于一种微创方法。它们的区别在于：传统双眼皮手术需要切开整条切口线，微创方法则只切开几个2～3mm大小的口子，一般是3～5个小切口，它的优点是瘢痕小、恢复快。但由于微创方法只是切开了几个小口子，因此无法去除整条多余的上睑皮肤；此外，由于切口较小，无法充分暴露皮下组织，在手术中去除多余软组织（肌肉、脂肪等）及重睑线固定方面的操作要受到限制，其效果就会差于传统方法。因此，这种方法仅适合上睑皮肤没有明显松弛和臃肿者，并不像传统方法那样适合所有人。

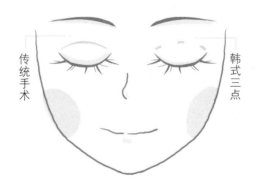

⑳ 我的眼睛看起来比较小，有什么方法能让眼睛看起来大一点

眼睛小会影响容颜的靓丽，整形外科有多种手术可以达到增大眼睛的目的，基本上都是通过增加眼裂的长度或宽度。最简单的手术是双眼皮（重睑）手术，能减轻上睑臃肿，使上睑薄而清秀、眼睛深邃而有层次，让眼睛显得变大了。此外，还有上睑提肌缩短术及下睑下至术，可以让上睑缘上提、下睑缘下降，增加了眼睛的纵向裂距，使眼睛变大。对于眼睛横向偏小的人，可以行开内眼角术、开外眼角术及内眦赘皮矫正术等，以增加眼睛的横向裂距，使眼睛变大；对于严重的内眦间距过宽，还可以行内眦韧带固定术进行矫正，以达到理想的改善效果。究竟做上述哪项手术，需要根据求美者的意愿和眼睛特点，具体分析后再决定。

㉑ 双眼皮手术后该怎样进行自我护理

双眼皮手术后的护理要注意以下几个方面：

（1）保持伤口清洁，防止感染。双眼皮手术后的伤口清洁是很重要的，如果伤口不干净，就容易发生感染，并导致伤口愈合不良和瘢痕的形成。手术后如果伤口上有血痂或分泌物，可用无菌盐水或医用酒精擦拭。

（2）手术伤口出血、淤血或血肿的防治。如果手术中损伤了小血管或止血不彻底，术后激烈运动、用力屏气、眼睛遭到外部撞击等，都会引起伤口出血或血肿，因此应尽量避免过激或不当的活动以防止其发生。还可对局部伤口加压包扎或用冰袋冷敷，但压力不宜大，以免损伤眼睛。术后一旦发生出血不止和严重血肿，应及时到医院复诊。

（3）卧床休息时最好把枕头垫高一些，以免头部位置过低而加重伤口肿胀。

㉒ 上星期我做了双眼皮手术，现在看上去两个眼睛的眼角和弧度不一样，怎么办

双眼皮手术后有一个恢复过程：术后1～3天肿胀最严重，分泌物较多，甚至还会疼痛、渗血；术后4～10天是快速消肿期，要保护好伤口，不要用手揉眼睛，否则会把伤口揉开；术后10～30天是持续消肿期，双眼皮会显得比较宽，双眼也不一定完全对称，但不要着急，这是两侧眼睛消肿不一致所致；术后1～6个月是基本稳定期，这时术后不适已经基本没有了，但由于伤口和皮下组织的愈合和恢复，容易出现瘢痕增生，重睑线的部位会发红，应避免刺激瘢痕，可以适当使用去瘢痕药；6个月以后，双眼皮已经完全形成了，如果此时还觉得形态不好，可以根据情况和医生进行沟通，必要时可实施调整手术。

 什么是眼袋整形术

眼袋是指眼睛下方的组织呈袋状向外突出，是由于下睑的支持结构松弛，眶内脂肪向前突出造成的。眼袋整形术主要有内切口和外切口两种手术方式，分别针对不同眼袋类型。年轻人眼部皮肤及眼轮匝肌松弛不明显，可以选用结膜入路的内切口眼袋整形术，通过结膜的小切口取出眶内的脂肪，术后恢复快，眼部皮肤无瘢痕。外切口眼袋整形术是在下睑缘下方2mm的位置作平行于睑缘的切口，切除膨出的眶脂肪，收紧松弛的眼轮匝肌，切除部分松弛的皮肤，愈合后瘢痕不明显。

外切口眼袋整形术对身体损伤大吗

外切口眼袋整形术是美容整形外科最常见的手术之一，其方法是在下睑缘下方2～3mm处，沿下睑缘弧度切开皮肤及肌肉组织，将自行疝出的脂肪球予以切除，然后将松弛的肌肉予以折叠缝合或悬吊提紧，最后切除多余的皮肤。此外，还有不去除脂肪而将脂肪平铺固定在下睑凹陷处的"眶隔释放"手术方法，术后5～7天即可拆线。这是一个仅局限于眼部的门诊小手术，手术时间一般在1小时左右。只要没有出血性疾病、糖尿病、高血压等全身性和慢性疾患，以及局部感染等不适合手术的情况，这种手术就不会对全身造成损害。拆线后起初稍显不自然，7～10天后就比较自然了，随着时间的推移，手术切口瘢痕会变得更不明显。

我的眼睛总也睁不大，请问是上睑下垂吗

正常人睁眼平视时上眼皮的边缘应该位于瞳孔上方的位置，遮盖角膜上缘1～2mm。但有些人眼睛只能睁开一条窄缝，眼皮遮盖角膜超过2mm，甚至遮盖部分瞳孔而影响视力，这种情况在医学上称为"上睑下垂"。上睑下垂有先天性和后天性之分，先天性上睑下垂主要是由提拉上眼皮（上睑）的上睑提肌功能不良所致，后天性上睑下垂则主要是由眼部的外伤所致。上睑下垂患者为了摆脱下垂的上睑对视野的遮盖问题，常利用额肌收缩或抬头的姿势来增加视野，长此以往，可造成额部皱纹加深，还会影响视力，造成弱视，给患者带来心理和生理上的双重压力，因此必须通过手术进行矫正。

 我今年20岁，抬头纹特别严重，睁眼睛也没什么力气，怎么改善

这种情况首先考虑上睑下垂的疾病，这主要是由上睑提肌先天性力量不足导致睁眼睛没有力气，因此在睁眼的时候就需要在额部肌肉的帮助下，才能抬眼皮，如果额部的肌肉长期参与这种协助，就会造成收缩过度，严重时可导致抬头纹出现。因此，首先需要治疗的是上睑下垂，通过手术的方法增强上睑提肌的力量，这样就可以改善睁眼睛没有力气的症状，同时减少额部肌肉对睁眼动作的参与，进而减轻额部肌肉长期过度收缩而引起的抬头纹。在这之后，可以根据抬头纹的改善情况，再考虑是否需要辅助肉毒毒素注射以进一步减轻抬头纹；对于已经存在的浅表皱纹，可以通过透明质酸注射来纠正。

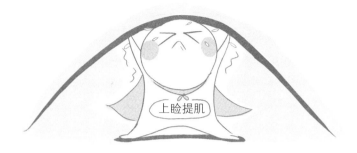

上睑提肌

27
我去整形医院咨询过双眼皮手术，咨询师建议我同时做个上睑提肌缩短术，有没有必要

日常生活中我们会看到有些人的上眼皮下缘遮盖了部分或全部瞳孔，使眼睛看起来无神又很困的样子，这种就是上睑下垂。这和眼睛大小无关，有些人眼睛即使很大，如果上睑下垂也会显得无神。即使努力睁开眼睛，也不能将黑色的角膜全部露出，长期费力睁眼还容易导致额部皱纹加深。上睑下垂不仅影响眼部的美观，还可能影响视力。这时我们就需要做上睑提肌缩短术了。这个手术需要切开上睑的皮肤，而切口恰恰就是做双眼皮的位置。一次手术既可以改善原本睁眼困难的情况，使眼睛变大，又可以做出漂亮的上眼皮，一举两得。单眼皮且上睑下垂者，不妨考虑一下医生的建议，会达到更好的效果。

28
上睑下垂应该怎样治疗

矫正上睑下垂的手术方法有很多，常用的有上睑提肌缩短术、睑板悬吊术和利用额肌力量的悬吊术三大类。上睑提肌缩短术比较合乎生理和美容的要求，但只适用于上睑提肌功能尚可的人，方法是将上睑提肌剪去一段或折叠缩短，再重新缝合固定在睑板上。睑板悬吊术是利用缝线、筋膜或PTFE条带等将上睑悬吊在额部的深筋膜或骨膜上，使眼睛睁开。利用额肌力量的悬吊术是将眼睛上方的额肌拉下一片，固定在睑板上，抬眉（额肌上提）时就会带动睑板上移，从而睁开眼睛。利用额肌力量的悬吊术适用于上睑提肌功能缺失较为严重的患者。具体使用哪种方法要视具体情况而定，手术前应仔细进行查体，根据上睑下垂程度、上睑提肌功能及有无重症肌无力等情况选择合适的手术方案。

㉙ 我是重度上睑下垂，有医生建议我做CFS法整形，可以吗

上睑下垂的原因大多是上提眼睑的肌肉（上睑提肌）力量不足（轻中度）或缺失（重度），睁眼时眼睑不能睁开。轻中度的上睑下垂，肌肉还有部分力量，可以将肌肉及其腱膜缩短，以达到睁大眼睛的效果，就好比把窗帘向上折叠，将窗户露出一样；而重度的上睑下垂，肌肉基本没有力量，只能寻找其他组织进行悬吊。CFS是藏在上睑提肌深面的一层腱膜，和上直肌（使眼球上转的肌肉）也有紧密的结合，把这层腱膜下拉并缝合在睑板上，可以提升上睑，而且在眼睛向上看时，可将上睑进一步提升，更符合生理特征。这种手术比较适合中重度上睑下垂或是第一次上睑下垂手术效果不佳的人。你是重度上睑下垂，适合做这个手术。

㉚ 我的眉梢下挂得挺厉害的，从照片上看有点像"8:20"，给人垂头丧气的感觉，该怎么办

人年轻时皮肤饱满、紧实，眉梢（即眉毛的外侧）总是比眉头要高一些。随着年龄的增长，皮肤和肌肉逐渐松弛，眉头的位置相对不变而眉梢出现明显的下垂，眉毛会呈一字形甚至是内高外低的八字形，就如你形象地将之比喻为"8:20"那样。解决的办法就是提升眉毛的外侧，有几个不同的方法：最简单的是在眉的上方切除一条弧形皮肤，眉头处切得少一些，眉梢处切得多一些，将整体下垂的眉毛向上提升至原来的位置；第二个方法是通过内镜从发际线上方的切口进入，沿着皮下进入眉毛处，将眉毛悬吊到颅骨上；第三个方法是从太阳穴的位置做小切口进入皮下，用缝线将眼角处的皮肤向上牵拉，可以明显上提眉梢和眼角。这样，你的眉形就可以恢复往日的风采。

31　现在市面上流行的下睑下至术是什么

下睑下至术，就是通过手术人为地将下睑位置向下调整，纵向增大眼裂，使眼睛睁得更大的手术。手术可以改善亚洲人常见的吊眼，除了增大眼睛、改善眼型，还会营造出一种无辜的眼神，给人以一种娇弱、清纯、可爱的形象。手术方式分为结膜内切开和皮肤外切开两种。内切的好处是下睑的皮肤没有任何痕迹，但是改善的幅度比较小；外切的好处是改善效果明显，但有遗留瘢痕的可能性。下睑下至术比较挑人，不是眼睛小就可以做，更不是人人都适合，它最适合吊眼或者需要改善眼裂高度者。下睑下至术处理不当会导致眼睛正常睁开时显得惊恐万分，显得人很怪异，有一些患者术后需要上妆才会显得好看。因此，这是一项对医生的技术、审美水平都要求很高的手术。

32　我今年38岁，最近一年眼袋大了许多，皱纹也多了很多，可以做眼袋整形术吗

随着年龄的增长，每个人下睑的皮肤和肌肉都会松弛，在皮肤出现皱纹的同时，眼眶内的脂肪也逐渐膨出，形成了"眼袋"。对经常熬夜和休息不充分的人来说，这种情况尤为明显。眼袋给人以上了年纪或不精神的感觉，可以通过整形手术进行改善。你的情况可以选择外切口眼袋整形术，具体方法是：①去除下睑多余的皮肤，改善下睑皮肤松弛下垂的情形；②去除部分突出的眶隔脂肪，使膨出的眼袋回缩；③收紧下睑的肌肉，进一步提紧下睑的组织，以保持手术效果。通过上述几个步骤，可以明显改善眼袋的症状，手术以后在下睑的睫毛根下方有两条细细的瘢痕，瘢痕的消退因人而异，快的1个月就看不见了，慢的需要2～3个月，最后都能自然消退。

㉝ 我只有25岁，但可能是因为像我爸爸的缘故，两个眼袋已经很大了，能做整形吗

的确如你所说的那样，眼袋的形成不仅与年龄有关，与遗传的关系也很密切。有很多年轻人面部皮肤并不松弛，却因为眶隔脂肪过多而膨出，使眼袋很明显，仔细询问后往往能发现其父母中有一方眼袋很大。年轻人的眼袋总让人觉得没有睡好或有疲劳感，可以通过手术加以改善。根据你的情况，可以选择内切口眼袋整形术，具体方法是：在下睑的内侧面（睑结膜）做一个几毫米的小切口，将过多的眶隔脂肪取出。由于切口很小，手术后无须缝合，一般来说数天即可愈合。这种手术方法的好处是既去除了导致眼袋的脂肪，又不会在面部遗留任何痕迹，特别适合像你这种仅有眶隔脂肪膨出，而不伴有皮肤、肌肉及筋膜松弛的情形。

㉞ 眼袋整形术后会不会有瘢痕？手术后可以马上工作吗

眼袋整形术可分为眼内切口和眼外切口两种方法。眼内切口法不会在皮肤上留下瘢痕，而眼外切口法需在下睫毛根部下方做一个切口，短期内会有一条细细的瘢痕，一般3～6个月以后瘢痕就会逐渐消失。眼袋整形术对工作不会有太大的影响，术后两三天肿胀和淤青会比较明显，下睑部位需要敷料加压48小时，不太好看。手术后1周内避免低头、弯腰、下蹲、屏气等动作，以防止眶内出血。眼内切口术一般无须拆线；眼外切口术5～7天可拆线，拆线后24小时伤口才可以沾水，口服消炎药3～5

天，手术后48小时内冷敷，48小时后热敷，以加快消肿和愈合。

 我今年45岁，这几年上眼皮松垂得厉害，已经有点像三角眼了，有解决办法吗

这种情况在中年人中非常多见，尤其是原先大眼睛、双眼皮的人，随着年龄的增长，上睑的皮肤渐渐松弛下挂，就像没有拉紧的窗帘一样垂下来，上睑的弧度就变得不圆滑、不漂亮了。由于眉梢下降，使得眼睛外眦侧皮肤往往比内眦侧松弛得更快，就变成了你说的这种"三角眼"，同时，眼裂也会逐渐变得细小。如果不进行整形，眼睑皮肤就会继续下垂，甚至可以遮住一部分视野。对于这种情况，解决的办法就是在上睑切除一条飘带形的皮肤，使眼睛的皮肤不再松垂。手术采用双眼皮手术的切口，根据个人皮肤松弛的情况，切除一条适当宽度的皮肤，去除松垂的眶隔脂肪，使悬吊脱垂的泪腺复位。术后双眼皮会恢复圆滑、漂亮，消肿的时间常常需要4~8周。

 我听说可以激光去除眼袋，不用开刀，请问有效果吗

目前激光去眼袋宣传得比较多，令人眼花缭乱。其实激光去眼袋的原理主要是三个方面：一是利用激光对皮肤的紧致作用，二是利用激光的切割作用，三是利用激光的融脂作用。激光仅对细小的皱纹有一定的紧致作用，而对于皮肤明显松弛的情况，效果并不明显。激光刀切开作用在止血上有一定优势，其他的手术过程和眼袋内切术相似。目前也有一些医生开展激光融脂去眼袋手术，这种微创手术是将激光导入眼袋的脂肪团内，利用激光发出的能量，来达到融脂的目的。虽然市面上有很多激光除皱、去眼袋等美容项目，但适应证有限，操作技术要求较高，对于皮肤松弛的眼袋治疗，手术还是第一选择。

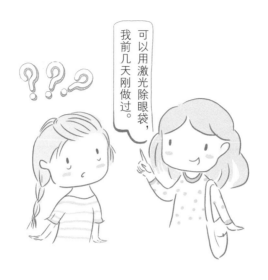

37 请问眼综合手术是什么

眼综合是指医生根据求美者个人的情况，设计多个眼部手术项目，综合进行，以达到更好的手术效果，也就是对求美者的眼睛做一个私人定制。广义上讲，2个以上的手术操作就可以称为"眼综合手术"。眼综合项目比较多：重睑术、内眦赘皮矫正术、开内外眼角术、下睑下至术、上睑下垂矫正术、去眼袋术、提眉术、眶隔脂肪释放术等，每种手术还有很多不同的手术方法。求美者可以根据自身情况，和医生沟通，共同决定手术项目。比如，中老年人的眼综合项目可以是上睑年轻化＋提肌缩短＋去眼袋；年轻人的眼综合项目可能包含重睑＋开内外眼角＋提肌缩短＋下睑下至等。和单项手术相比，综合手术步骤多、时间长，风险也会大一点。

因为高度近视，所以眼球特别突出，可以通过手术纠正么

首先我们来了解一下为什么高度近视者会给人眼球突出的感觉。近视会导致眼球的前后径延长，使眼球看起来往外突。近视度数越高，外突就越明显。正常的眼球突出度为12～14mm，过度超出这个长度就会给人一种突眼的感觉，影响美观。突眼明显时可行眼眶减压术（又叫眼球回退术），对眼眶进行减压。这类手术的基本原理，一是去除眼眶骨壁来扩容，二是切除部分眶脂肪来减容。其目的都是为了扩大眼眶的容积，缓解眼眶内的压力，以达到回退眼球、改善外形的目的。值得一提的是，这个手术对医生的专业技能要求非常高，处理不当会有复发甚至失明的风险，医生和求美者对是否行眼眶减压术往往都很慎重。

 因为车祸伤，一只眼球凹陷，做手术能不能改善

外伤是导致眼球凹陷的一大原因。暴力撞击眼睛后，力的传导会引起眶壁骨折，导致眼眶内容积增大或合并眶内容物向骨折边疝出，使得眶内容物相对不足，造成眼球内陷。另外，外伤导致眼眶内的脂肪萎缩，眶内容物减少，同样可引起上睑凹陷。这种畸形影响眼部外观，需要手术进行纠正。外伤性上睑凹陷的手术方法基本为在骨折区填入人工材料，恢复眼眶壁结构或（及）增加眶内容物。术前医生会对患者的情况进行评估，包括通过影像学检查，估算眼眶容积量及眼眶内容物量，以确定手术方案。一般建议外伤后1个月左右进行手术，因为这时感染得到控制，肿胀已基本消退，眼球凹陷程度基本稳定，有利于手术进行和术后的恢复。

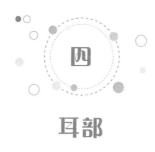

四

耳部

1

我今年15岁，耳朵向两边张开，而且比较大，别人总笑我是招风耳，可以治疗吗

招风耳是一种比较常见的耳郭畸形，主要表现为耳郭平直（对耳轮消失），耳郭和头颅面的夹角明显大于正常，从正面看两耳都向外侧生长，有点像小老鼠的耳朵。这种畸形可以通过整形手术进行治疗，将耳软骨切开或划痕，反折后制作出对耳轮，并将整个耳朵向颅骨方向牵拉，使耳朵的外形和角度接近正常。一般5岁以上就可以进行手术，手术的切口在耳朵的后面，比较隐蔽，不会影响外观。手术后要注意制动，加压包扎数日，以防止血肿形成。如果出生时就发现这种情况，可以尽早采用保守治疗，在新生儿期可以使用非手术的固定方法进行矫正，有可能免除手术之苦。

2 **我的宝宝刚出生，耳朵大小可以，可是耳轮的外形有点儿异常，怎么办**

这属于一种轻度的先天性耳畸形，常见的有外耳轮下垂、对耳轮和外耳轮之间有一个突起、对耳轮不显现（招风耳）、外耳轮内陷等。以往的治疗方法是，等孩子长到十几岁之后，再做整形手术进行矫正。近年来发现，对于轻度的耳轮畸形，可以使用佩戴矫正器的办法进行治疗，效果也相当好。医生使用可塑性的塑料或热塑板，制作出适合耳朵定型的模具，佩戴在耳朵上，将耳朵固定在正常的形态上，持续保持几周时间，耳软骨就会停留在被矫正的位置上，呈现一个基本正常的耳朵外形。这种方法最重要的是要尽早治疗，必须在出生后的前几个星期内进行矫正，因为此时新生儿的耳软骨非常柔软，还没有定型，可塑性非常好，而对于几个月大的孩子，可能就没有效果了。

3 **我的宝宝现在快3岁了，天生就没有耳朵和耳道，只有一个耳垂，什么时候可以整形**

你的孩子是先天性耳缺损，医学上称为"小耳畸形"，需要进行耳再造手术，比较适合的手术年龄是6～7岁以后，因为此时耳朵的发育已经接近成人。目前常用的方法是将自己的肋软骨雕刻成耳郭的支架，然后用自己的皮肤和软组织包裹覆盖，形成一个完整的耳朵。手术方法有两种：一种是先植入支架，半年后再将支架掀起加植皮。另一种是使用皮肤扩张器制备出足够的皮肤，2个月后再植入软骨支架。两种方法都可以制作出逼真的耳朵，究竟使用哪种方法取决于医患双方的讨论结果。关于外耳道的再造还有争议，大部分整形外科医生都不建议做外耳道再造手术，因为手术并不能提高听力，却增加了瘢痕，影响耳再造的效果。

4 我的孩子先天性没有耳朵，去了几家医院，医生的建议都不一样，请问究竟哪种耳再造方法更好

先天性没有耳朵属于小耳畸形，发病人群大约占新生儿的万分之几。这种情况并不是整个耳朵都没有，常常是有一个耳垂或是一些其他结构，而缺少耳轮，影响外貌，需要做耳再造手术。耳再造手术需要做出一个耳支架，外加皮肤软组织的覆盖。耳支架又有两种做法，一种是用自己的肋软骨雕刻而成，优点是没有排异，万一外露还可以补救；另一种是直接使用人造材料的耳支架，比如用 Medpor 制作的支架，优点是形状逼真，不需要取肋软骨，缺点是抗外露性较差。皮肤软组织覆盖也有两种方法，一种是先埋入支架，再在掀起后植皮；另一种是先放置扩张器，将皮肤扩张后，再埋入支架，不需要再植皮。究竟使用哪种方法要结合患者的意愿、医生的倾向统筹考虑。

5 我儿子今年4岁，耳朵前面天生有个小肉粒，旁边还有个小洞洞，有时有脏东西挤出来，可以整形吗

你儿子耳前的那颗小肉粒叫"附耳"，可以手术切除，操作比较简单。但不要自行剪除，因为有时候附耳的内部会有软骨，消毒不严格容易造成炎症。那个小洞洞很可能是耳前瘘管，这是一种先天性的畸形，可以分为单侧和双侧，瘘管的长度和深浅都不一样。瘘管有两个开口，一个在耳前皮肤，另一个在内耳或者腮腺，由于两端都有开口，所以经常有分泌物从外口流出来。有时候分泌物堵塞瘘口，加上抵抗力下降，则容易出现外口红肿和炎症。这个疾病只能通过手术治疗，在颜料标记下由外向内切除整条瘘管。但是如果你儿子现在正处在炎症红肿期，就应该暂缓手术，先使用抗生素消炎，等炎症消退后再进行手术。

6　我的耳垂是分成两瓣的，如何是好啊

这种情况属于"耳垂裂"，一种是先天性的畸形，即出生之时就有的；另一种是创伤导致的，最常见的是耳环不小心剧烈拉扯导致的耳垂撕裂。耳垂裂需要通过整形手术进行治疗。手术并不是将两个裂开的耳垂简单地缝合起来，而是需要按照整形外科的原则进行一定的改形，将两个分离的耳垂从内侧切开，然后按照不同方向进行交叉缝合，这样可以避免直线瘢痕，以防止术后瘢痕挛缩和增生。如果是女性，需要挂耳坠等饰品，还可以在手术时留出一个前后贯穿的耳洞。

7　我天生耳垂比较小，有什么办法可以让它变大一些吗

可以通过注射填充材料来改善。注射填充剂有很多种类，常用的有透明质酸、胶原类制剂和其他材料。如果你希望暂时性填充，可以选用可吸收性材料如透明质酸和胶原，但一般只能维持半年左右，半年后需重复注射。如果你希望获得永久性的效果，可以在咨询医生后选用永久性的填充材料，比如含有PMMA（聚甲基丙烯酸甲酯）颗粒的填充剂，但需要注意的是，永久性的材料一旦出现并发症，处理起来比较麻烦。注射法丰耳垂几乎没有痛苦，注射过程只需几分钟时间，方便快捷。你首先要考虑并选择使用暂时性材料，还是永久性材料。此外，值得提醒的是，关于耳垂大福气好的说法是没有科学根据的。

8　穿耳洞一定要到医院吗？每只耳朵可以穿几个耳洞

爱美的你，想穿几个耳洞取决于你对时尚的追求和对个性的展露，但最好不要在耳朵上部（耳郭外缘有软骨部位）穿耳洞，因为该部位的两层皮肤之间有软骨。耳朵是人体特殊器官，由皮肤软组织和形状特殊的软骨构成。软骨内没有血管，一旦发炎就很难治疗，即使使用抗生素也难以到达软骨部位，严重的软骨炎可导致软骨坏死、变形，耳朵萎缩，甚至诱发面神经瘫痪。因此，穿耳洞要注意两点：一是要到正规医院去穿，那里的环境洁净，少有细菌、病毒感染的机会，而且是一人一针，不会因交叉感染而传染肝炎、艾滋病等；二是要适可而止，避免穿过多的耳洞而增加感染发生的概率。

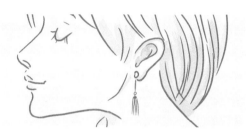

⑨ 穿耳洞后要注意什么

刚刚打完的耳洞，在医学上可称为贯通伤，也就是两边的皮肤完全穿通了，所以需要精心护理，回家后需要注意以下要点：①打完耳洞后7～10天内应保持耳洞处干燥清洁，洗脸、洗头时应避免沾水，睡觉时要避免挤压耳朵；②保持每天将耳钉旋转1～2次，避免耳钉与皮肤粘连，促进伤口愈合；③术后每天用75%的酒精消毒1～2次，也可口服维生素C帮助伤口愈合；④耳钉和针托不要扣得太紧，否则容易引起皮肤压迫和肿胀，最好留有一定的空隙；⑤穿耳钉孔2周后方可更换金、银耳饰，2个月后才可更换一般耳饰，半年内不可将耳饰取下，否则耳钉孔容易重新闭合；⑥穿耳洞后如果有红肿热痛等发炎感染现象，应及早就医。

⑩ **我的耳朵在3年前穿了耳洞之后，耳洞这里就开始长肉疙瘩，而且越来越大，还有痒痛感，请问怎么治疗呢**

这个就属于典型的瘢痕疙瘩了，其原因不明，属于体质问题，有些人天生就容易长疤。瘢痕疙瘩的范围会超过原创口的范围，喝酒或者吃刺激性食物后会发红、发痒，比较容易发生在上背部、肩部、胸前区，耳垂也是容易发生瘢痕疙瘩的位置。治疗上不建议单纯手术切除，因为切除后还是会复发的。对于小的瘢痕疙瘩，建议使用激素注射（一个月1次，至打平为止，复发再打）；对于比较大的病灶，可以选用手术切除＋放射治疗的方法，手术后立即接受适量的放射治疗，阻止瘢痕复发。对于已经形成的瘢痕疙瘩千万不要经常去抓挠，因受到刺激后，很容易继续增大，同时还要忌酒和辛辣刺激性食物，这样才能比较好地治疗瘢痕疙瘩。

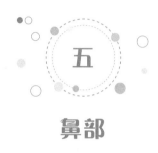

鼻部

1 我鼻子很塌，想做隆鼻手术，这种手术怎么做？会留下瘢痕吗

　　隆鼻手术是一个常规美容手术，主要是通过植入假体解决鼻子塌陷尤其是鼻根部低平的问题。假体有自体肋软骨和人造材料两大类，目前较常用的还是人造材料。一般将假体雕刻成L形或柳叶形两种模样，其中L形的直角处放置在鼻尖处，能适当地抬高鼻尖和鼻小柱，还能稍微改善鼻尖圆钝的问题。柳叶形假体则只能增加鼻背的高度，对鼻尖和鼻小柱无法改善。隆鼻手术常选择一侧鼻孔内缘的切口，或者是两个鼻孔间的鼻小柱横切口。前者的瘢痕留在鼻孔内；后者的瘢痕有少部分露在外面，但也不太明显。

我有鼻中隔偏曲，能做隆鼻手术吗

　　鼻中隔是指两个鼻腔正中间的分隔，由鼻中隔软骨、筛骨垂直板及犁骨构成，将鼻腔通道一分为二。鼻中隔偏曲是指鼻中隔偏向一侧、向两侧弯曲或局部突起，40%的人鼻中隔都有不同程度的偏曲，只有极少数严重偏曲的人会由于鼻腔通道狭窄而引起通气功能障碍，需要手术治疗。隆鼻手术是将自身软骨或生物材料制作的假体植入鼻背筋膜或鼻骨骨膜之上，以垫高鼻梁和抬高鼻部形态。如果将鼻子看成一幢有两个房间的平房的话，鼻中隔就是房间中间的隔墙，隆鼻手术假体植入的层次是房顶水泥板的上层，由于房顶是非常坚实的骨骼，所以在房顶上加厚不会影响到房间里面的结构。因此，你的鼻中隔偏曲的情况不会影响隆鼻手术。

❸ **我想隆鼻，请问应该选用哪种材料啊**

　　目前常用的隆鼻材料主要有硅胶、膨体和自体肋软骨三种，它们有各自的优缺点。硅胶假体是目前使用最多、历史最久的材料，其性质稳定、软硬适中、价格便宜，但组织会在假体周围形成包膜，少数人可能会出现排异反应或假体移动。此外，由于硅胶材料多为半透明，植入后在强光照射下可能会有透光现象。自体肋软骨和膨体的组织相容性和不透光性比硅胶好，但也有各自的不足：膨体的质地较软，不易雕刻和塑形，自体肋软骨需要另加切口进行手术取材，植入后有可能因为力学变化而出现轻度的变形。如果对组织相容性要求较高，不考虑价格因素，可以选用膨体；如果非常排斥人造材料，可以选用自体肋软骨。对于十分轻微的鼻根部低平者，还可以通过注射皮肤填充剂进行矫正。

④ **我有轻微的鼻炎，曾经做过一次隆鼻手术，外形不满意，可以再做吗**

隆鼻手术的手术层次是在鼻软骨和鼻骨上方，和鼻腔里面的鼻黏膜不在同一个层次，不会引起鼻炎加重。但是对于有严重鼻炎的患者，手术可能会加重黏膜的水肿，不建议进行隆鼻手术。另外对于硅胶高敏体质的患者，不建议使用硅胶假体，因为该类人群对硅胶假体的排异可能性很大。对于再次隆鼻的求美者，首先应该把第一次隆鼻的材料取出，如果原有假体植入的层次偏浅或者有偏斜，或者使用的是注射材料，那么必须在取出移植物3个月后才可以进行第二次假体植入手术。而对于第一次隆鼻手术只是对形态或高度等不满意的求美者，可以考虑取出假体后马上进行第二次隆鼻手术。

⑤ **隆鼻手术时间长吗？疼不疼啊**

隆鼻手术成功与否的关键首先是整形外科医生能否依照求美者的鼻外观对假体进行适当的雕刻，其次才是手术中对于植入腔隙的剥离。假体雕刻可以占到整个手术的大半时间，而假体腔隙分离的时间可能只有几分钟。现在可以利用三维扫描摄像，通过计算机模拟技术进行假体外观设计，有利于医生对假体的雕刻，但手术的效果在很大程度上依然需要依靠医生的经验。手术是在麻醉下进行，不会疼痛。根据求美者的要求可以选择全身麻醉（静脉注射麻醉药）或局部麻醉，对于不需要取自体肋软骨的求美者一般选择局部麻醉就可以了。无论怎样，你都会在无痛的情况下接受手术。

6 隆鼻手术前后有哪些注意事项？手术后多久才能恢复

鼻腔是一个比较脏的部位，手术前应该对鼻毛进行修剪，应该避开月经期，眼睛近视较重者需准备一副隐形眼镜，因为术后1个月内不能戴框架眼镜。术后忌烟、酒和辛辣刺激性食物。隆鼻手术后鼻根的消肿时间较长，术后第3天开始热敷对于消肿十分有帮助，一般需要1个月才能完全显示鼻子的真正外形。术后要注意观察自己的鼻子情况，如果鼻子（尤其是鼻尖）在手术后出现皮肤红肿、发白、疼痛加重等情况，都要及时和手术医生联系，以便医生及时处理。植入假体特别是硅胶假体后有轻微的晃动是正常的，自己不要去晃动假体，否则会使假体的移动变得更加严重，也要避免猛烈冲撞或击打，有些较复杂的鼻整形手术后还常常需要佩戴模具来进行固定，要1周甚至更长时间。

7 我的鼻头很大，很羡慕别人秀气小巧的鼻子，能做手术改善吗

对于女性来说，鼻头偏大和圆钝会给人不够秀气和精致的印象，可以通过鼻头缩小手术加以改善。有时候为了达到良好的手术效果，需要在鼻小柱（鼻尖和上唇之间的部位）下方做手术切口，术后会留下轻微的痕迹，需要有心理准备。这种手术痕迹在手术后1个月之内比较明显，之后就会逐渐消退，在平视时看不到，在抬头位鼻小柱暴露的情况下才能看见。如果鼻翼比较肥大，还可以进行鼻翼的部分切除手术，该手术会在鼻翼两侧以及鼻孔内侧留下切口的痕迹，一般不会暴露。鼻头手术有时还会用埋线或者模具固定，注意要遵医嘱保持足够的固定时间，还要保持手术切口的干燥和清洁，口服抗生素1周，避免感染，术后1周拆线。

8 我的鼻尖又低又大，想把鼻尖变得小巧一点可以吗

鼻尖低平和圆钝是东亚人常见的鼻尖外形，和欧美人比较起来就显得有些发育不足。随着审美观的国际化，现在大部分人都喜欢有一个高而尖并且有点向下突出的鼻尖。鼻尖的结构就好比一把雨伞，伞柄的长度决定了鼻尖的高度，伞骨架的大小决定了鼻尖的大小。在鼻尖，这把伞就是鼻尖的两块软骨。它们左右各一块，合成一个伞状外观。整形外科医生根据伞的原理，对鼻头的两块软骨进行修剪并且调整它们的位置，以达到抬高和缩小鼻尖的目的。同时在鼻尖处还可以垫入自己的耳软骨或者加做一个隆鼻手术，能够对鼻尖进行进一步的支撑。

9 我的鼻背上有一块突起，鼻尖向下呈鹰嘴样，有办法整形吗

你的鼻子是一个比较典型的驼峰鼻，同时伴有鼻尖下垂。对于轻度的驼峰鼻，只要把在鼻背处高出的鼻骨凿除就可以了，手术效果比较理想，创伤也比较小。对于一些比较严重的驼峰鼻，在凿除过高的鼻骨后鼻背会显得很宽，需要将两侧的鼻骨向内侧移动，形成新的鼻背。对于过度下勾的鼻尖，需要通过重塑鼻尖软骨进行整形，一般要从不同方向切除过多的鼻尖软骨，使其适合整个鼻子的外形，然后将鼻尖处两块软骨重新缝合，使得鼻尖向上旋转，以达到矫正的目的。

10 我的鼻背部特别宽大，可以变窄一些吗

你可能是宽鼻畸形。人的鼻骨横截面就好比等腰三角形，宽鼻畸形往往是因为两个边的夹角（顶角）过大而引起的，和鼻骨的厚度没有太大的

关系。对于轻度的宽鼻畸形，只要用骨锉磨薄两边的鼻骨就会有一定的效果，用这种方法手术创伤很小。如果轻度宽鼻合并鼻背较低，还可以在鼻骨上方植入假体使鼻背处顶角的角度变小，以改善外观。对于鼻背本身高度较高，而同时又有较严重的宽鼻畸形者，需要凿除鼻背顶部的一条鼻骨，再将两边鼻骨的底部截断，然后将两侧的鼻骨向中间靠拢，重塑出一个全新的鼻外形。

 我的鼻翼特别大，从侧面看鼻翼好像垂了下来，可以手术吗

一个漂亮的鼻翼应该不超过自己眼睛内角的垂直线水平，如果超出很多就是鼻翼过宽或鼻翼肥大的一种表现了。鼻翼肥大目前主要通过手术切除过多的鼻翼和将鼻翼向中间拉拢（内收）这两种方法进行矫正。手术切除过多的鼻翼组织，会在鼻翼的外侧遗留瘢痕，一般情况下过2～3个月时间就几乎看不出瘢痕。女性在术后早期还可以通过化淡妆来掩饰瘢痕。鼻翼内收的手术切口主要位于两个鼻孔的底部，瘢痕十分隐蔽。鼻翼肥大的患者往往会伴有鼻尖圆钝，一般建议患者首先做鼻尖圆钝的手术，再进行鼻翼肥大的修复。

我的鼻子特别短，而且鼻孔朝天，鼻子还有一点歪，有办法矫正吗

短鼻畸形可以通过手术进行改善。手术的主要内容包括将鼻内软骨间的连接剪断，充分松解鼻背皮肤，同时配合L形假体的植入，可以使鼻子适当延长2～3mm。如果取自己的耳软骨或者鼻中隔软骨垫在鼻尖处，可以使鼻子延长5mm。如果取自己的肋软骨来代替L形假体，可以将鼻尖向下延长1cm左右。鼻孔朝天的人除了鼻尖过短以外，往往还伴有双侧鼻翼过大或过低，可以同时做一个缩小鼻翼的手术，以增加效果。歪鼻常

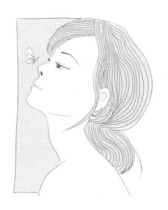

常是由于鼻中隔软骨不正而导致的，可以用矫正鼻中隔软骨的方法来改善。对于骨折后的鼻背歪斜畸形，则需要重新离断骨折部位进行再次复位固定。

13 **现在鼻整形术中常常会用自己的软骨，有人说软骨手术后会逐渐吸收，是这样吗**

现代整形术中常把自体软骨移植到鼻尖、鼻小柱、鼻中隔处，以便达到鼻整形的目的。常用的取自体软骨的位置是耳朵、鼻中隔和软肋骨。这三个部位的软骨取出后对供区都不会造成任何外观和功能上的影响，而且切口都比较隐蔽、细小，不容易发现。相对来说，软肋骨切取的手术较大，需要住院几天。自体软骨移植的优点是组织相容性好，术区皮肤能承受更大的张力，移植物不容易感染，并且有一定的硬度。自体软骨移植后会有少量的吸收，但一般不会吸收过多而影响外观。

14 **什么是线雕隆鼻**

线雕隆鼻是近年来出现的一种隆鼻手段，即将许多条特殊的埋线材料，用针植入鼻背及鼻尖，以达到抬高鼻梁和鼻尖的目的。与传统假体植入的隆鼻手术相比，植入埋线手术过程快速、方便、创伤小、恢复期短；与使用注射填充材料隆鼻相比，线雕隆鼻对鼻尖抬高的效果比较显著。但线雕隆鼻只是少数医生刚刚开始尝试的一种新方法，还没有得到大多数医生的认可，仍存在一定的局限性。首先，单纯使用埋线材料，对鼻背的抬高程度有限，不能完全取代假体或者注射填充材料的效果；其次，软组织内植入的埋线，难以达到鼻背流线型的塑形效果；此外，在鼻部应用埋线材料，操作不慎容易发生埋线材料外露。线雕隆鼻的长期有效性和安全性还有待临床验证。

⑮ 我有鼻炎，经常擤鼻子，能做假体隆鼻手术或玻尿酸注射填充吗

想改善鼻部外形的求美者，主要有两种选择：手术植入假体或者鼻部填充玻尿酸。假体隆鼻术是把人造材料的鼻假体（比如硅胶或膨体）植入鼻背，以达到抬高鼻梁的目的。鼻炎是因为病毒、细菌感染，刺激物刺激等，导致鼻黏膜或黏膜下组织炎症。隆鼻术区和鼻炎的发病区不在一个层次，相互没有影响。但是，在隆鼻手术后，鼻腔必须保持清洁。如果鼻腔分泌物较多，或者经常揉搓鼻子，容易影响切口愈合，甚至导致切口感染。因此在隆鼻手术前后，必须控制鼻炎的症状，在鼻炎急性发作期，应该避免手术。鼻炎对玻尿酸注射填充隆鼻的影响较小，一般不会引起感染，但是要避免频繁揉搓鼻部，以免引起鼻部变形。

⑯ 几年前我在美容院注射了鼻子，说是玻尿酸，可一直没有小下去，有时还肿胀，现在想取掉可以吗

玻尿酸又名透明质酸，是一种可吸收的软组织填充剂，目前这类填充剂种类很多，主要区别有以下几方面：原料来源、玻尿酸含量、是否交联、交联剂的类型、交联度、单相或双相、凝胶粒径的大小、流变学性能、溶胀性、是否含有麻醉剂等。不同的玻尿酸在体内的降解时间有很大的不同，注射后在体内留存时间为6～24个月不等。你是在美容院注射的，而且注射后几年还没有消退下去，那还有一个可能，就是注射物可能不是玻尿酸，是其他材料。你可以先去问问给你注射的人，究竟注射了什么材料。如果顾虑很大，可以考虑通过手术取出，但很难彻底去除，建议到正规的医疗机构就诊，听听医生的建议。

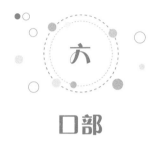

口部

1 我的嘴唇怎么好像有两层，很难看，可以整形吗

你所说的情况是厚唇的一种，也叫"重唇"，属于先天性畸形。重唇常常发生于上唇，表现为两层重叠样的嘴唇，在嘴唇闭合时上唇有一部分组织突出，在笑时内侧的嘴唇外翻更加明显，且多位于嘴唇中央段，使唇外形看上去很不协调。这种情况可以通过手术进行整形，切除多余的那部分唇黏膜以及黏膜下的组织，有时候还包括部分的唇部肌肉组织，从而减少红唇暴露面的厚度，以达到矫正的目的。手术的切口瘢痕在嘴唇的口腔面，很隐蔽，一般情况下看不到。

2 我上嘴唇翘而厚，轮廓也不好看；下嘴唇扁而薄，感觉还往下坠，该怎么整形呢

正常情况下，上唇比下唇薄，上唇厚度为5～8mm，下唇在10～13mm之间。上、下唇厚度比符合黄金比例（0.618∶1）。上唇微微上翘，突出于下唇的前方。如果嘴唇的外形与正常值相差太大，可以通过整形加以调整。上唇过厚，可以通过手术切除部分唇组织，将唇厚调整至正常的范围。下唇偏薄，可以注射填充剂增厚，注射法增厚创伤小、恢复快。注射材料可以选用透明质酸或胶原制剂等，还可以使用自身的脂肪颗粒。嘴唇在手术和注射操作后容易肿胀，且肿胀期较长，需要几个星期后才能呈现最终的效果。

3 我笑的时候上排的牙龈就会露出来，很难看，可以用手术矫正吗

在微笑或者大笑时上面的牙齿和牙龈完全暴露，这种情况在医学上叫作"露龈笑"，常常给人一种不雅的外观。有露龈笑的人常伴有上排牙齿向外突出，往往需要强行闭口才可以将牙齿完全遮盖住。治疗时需要将牙齿上方的牙槽骨切除一条，然后将上前牙往上移动或者向后倾斜，从而缩短上下牙齿之间的垂直距离和改变上前牙前突的程度，这样就从根本上解决了露龈笑的问题。也有少部分露龈笑是因为上唇过短导致的，可以考虑施行上唇加高手术，就是把上唇上方的鼻底切开，将双侧鼻翼外侧鼻唇沟的皮肤转移过来加大上唇高度。切口瘢痕比较隐蔽。对于轻度露龈笑的患者还可试用肉毒毒素注射治疗，松解肌肉拉力而下降上唇。

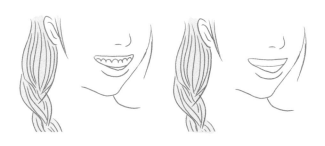

4 我儿子说话口齿不是很清楚，医生说是舌系带短，可以做手术矫正吗

舌系带过短是会导致说话口齿不清的。舌系带就是抬起舌头后舌头下面那条纵行的带状组织，其作用是在舌头活动的时候拉住舌尖根部，舌系带的长度应该适中，如果舌系带过短，舌尖的活动就会受到限制，甚至影响一些字的发音。舌系带过短的诊断比较简单，如果伸出舌头时舌尖呈现W形，而不是正常人的V形，就是舌系带过短。舌系带过短可以通过手术矫正，手术非常简单，只要将舌系带横行剪开并纵行缝合，舌系带就可以得到延长。这个手术越早做越好，因为当孩子大了，说话时已习惯舌头短缩，即使做了手术，术后再要改变原先的说话习惯也就比较困难了。

5 我是女孩子，嘴巴比较大，想整形成樱桃小口，可以吗

正常的嘴巴在闭合状态下的宽度，等于两侧瞳孔的间距（即两眼平视前方时，双侧瞳孔的下垂线与口角水平横线的交界点之间的距离）。如果明显比这个宽度大，一般超过55mm就属于异常。大口常见于先天性面横裂患者，可以是一侧宽大，也可以是双侧都宽大。大口整形手术需要在宽大侧切开多余的口唇黏膜，翻进口腔内作衬里，在肌肉分离之后缝合起来，最后把皮肤缝合起来。这个手术是要留下瘢痕的，如果你的口裂宽度属于正常范围，不建议整形。

47

6 我朋友 3 年前烧伤，之后嘴巴边上都是瘢痕，嘴巴也张不大，可以手术吗

你说的情况是瘢痕挛缩性的小口畸形，如果已经影响进食和说话，就需要进行手术整形。如果瘢痕范围比较小，只需进行瘢痕切开改形即可改善，也可将周边的正常皮肤转入瘢痕部位以松解瘢痕挛缩；如果瘢痕比较广泛，周边没有正常皮肤，就需要移植身体其他部位的皮肤或皮瓣来松解瘢痕。手术除了松解瘢痕以外，有时还要分开患侧口角肌肉，将内侧的口腔黏膜拉出，缝合到口角皮肤上，形成新的口角。口角成形术除了可以改善口唇的功能，还可改善面部的容貌。

7 我的下嘴唇很厚，想做薄一点，手术后会有瘢痕吗？会影响吃东西吗

嘴唇太厚可以做厚唇改薄手术，去除少量的口唇黏膜，可使口唇略显薄一点。只要是手术就会留下瘢痕，但该手术的切口是在口腔黏膜侧，所以如果不把嘴唇翻出来，从外面是看不到瘢痕的。厚唇改薄手术是口腔内的手术，伤口容易感染，术后要口服抗生素 3～7 天。手术后当天即可进食，但在进食后一定要做好口腔的清洁和护理，使用专用漱口水漱口。一般 5～7 天可拆线，如果是可吸收线缝合也可不拆线。术后 2 周内进食一定要以温凉流质或是较柔软的食物为主，以防切口感染和裂开。

8 我觉得自己的嘴唇太薄，想做得丰满性感一些，可是我又害怕手术，有没有不开刀的办法啊

可以通过注射填充材料来增厚你的嘴唇。比较值得推荐的是透明质酸（即玻尿酸）或自体脂肪，前者是一种多糖类的可吸收材料，效果一般可

以维持6～9个月；后者是自体组织，效果持久。建议你开始的时候选用透明质酸，如果效果确实不错，并且你自己又喜欢长期维持这种效果，就可以在透明质酸被吸收之后改用自体脂肪。由于嘴唇的组织柔软，组织内血管丰富，所以用注射法丰唇后嘴唇会肿胀3天左右，注射后24小时内应尽量保持口唇清洁、干燥，避免沾水和使用刺激性的化妆品，术后3天内要保持口唇部的相对静止，不要大哭大笑、大口咀嚼、接吻以及用力挤压等，以防止注射物在嘴唇内移动，从而影响嘴唇的外形。

⑨ 网红的微笑唇，是手术做出来的还是注射了什么东西

所谓微笑唇，就是嘴唇比例适宜，形状有弧度，上嘴唇形状是M形，像飞鸟的翅膀；下嘴唇是平台状，曲线光滑，两侧口角微微上翘，即使不笑时也看起来笑容可掬、亲切有加。可通过手术或注射的方法做出微笑唇，由于手术有创伤及误工期和修复期，故主要使用玻尿酸或肉毒毒素注射的方法对嘴角进行调整，使嘴角始终处于天然上翘的状态。对于嘴唇单薄及唇轮廓不清者，可将玻尿酸注射在上唇的唇珠及上、下唇的两侧红唇增厚处，再沿着唇线及口角少量注射，以增加口唇外形微翘的立体感；再用肉毒毒素注射，下拉口角的肌肉，将其力量减弱，让口角位置上移，呈现自然上扬的趋势，这样在没有做微笑动作的时候，看上去也像是在微笑了。

⑩ 我的嘴巴两边高低不对称，笑起来嘴唇不正，有什么方法可以改善

正常的嘴唇应该上、下唇中点对齐，交界线呈左右对称的波浪线，左右口角连成一水平线。微笑时，左右侧露出牙齿的数目和程度应该对称，两侧口角的高度应该对称。口唇常见的不对称是微笑时两侧口角有高低，上唇的左右侧不对称，下唇的左右侧不对称，两侧露出的牙齿数目不同、高低不等；严重时，在闭嘴的情况下也有两侧不对称。除非是外伤或面神经疾病造成的严重不对称，轻度的口唇不对称，可以通过调整肌肉力量进行修正。有9块肌肉负责上、下唇的活动和位置：3块上提上唇，2块上提口角，2块下拉下唇，2块下拉口角。医生可以根据你嘴唇的歪斜方向和程度，用肉毒毒素调整肌肉的收缩力，将口唇调整到正常或接近正常的程度，其效果常常是出人意料的满意。

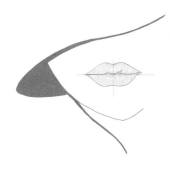

⑪ 我的双侧口角都是向下，看起来很不开心，有没有什么方法可以改善

口角在平静的状态下应该是两侧等高，位于上、下唇的交界线上，而在微笑时会向上翘，高于交界线。有些人天生就两侧口角微微上翘，俗称"微笑唇"，给人以亲切感。很少有天生口角下垂的，大多数情况是随着年龄的增长，面部组织出现松垂，加之有些人平时喜欢做口角下拉的动作，如抿嘴（表示轻蔑时的口角动作），久而久之，会出现口角向下，给人以严肃和高傲的感觉。建议你平时改变一下自己的表情习惯，多多微笑，以改善口角的位置。另外，还可以请整形医生给你注射一点肉毒毒素，把下拉口角的肌肉（主要是降口角肌和颈阔肌）的力量减弱，让口角位置上移，相信1个月之后你就能看到效果了。

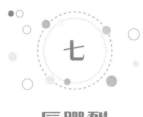

七

唇腭裂

① 什么是唇裂

　　唇裂是一种常见的先天性疾病，表现为上唇缘至鼻孔之间不同程度的裂开，俗称"兔唇"或"豁嘴"。根据裂隙程度不同可分为三度：一度唇裂仅为唇红裂开；二度唇裂的裂隙超过唇红以上，但鼻孔底部尚未裂开；三度唇裂的裂隙自唇红至鼻孔完全裂开，鼻孔不成形。若裂隙在两侧鼻孔下同时出现，那就是双侧唇裂，双侧唇裂有可能表现为两条裂隙程度不同。唇裂患者可伴有该侧牙槽同时裂开。双侧三度唇裂若伴发双侧牙槽裂开，可使前牙槽向前突出。也有些患者上唇部唇红向上至鼻孔没有裂隙，仅为一条或两条自鼻孔至唇红的纵行凹线，这也是唇裂的一种表现，称为"唇隐裂"。

② 什么是腭裂

腭裂是指先天性口内顶部（也称"腭部"）纵行裂开，俗称"狼咽"。腭部有软腭、硬腭之分：前部有骨性支撑的，称"硬腭"；后部柔软的，叫"软腭"。软腭后缘游离，形如垂幔，具有非常灵活的运动功能。软腭后缘中间有一垂状组织，医学上称为"悬雍垂"，俗称"小舌头"。硬腭的位置介于鼻腔和口腔之间，主要功能是将鼻腔与口腔分隔，避免口腔中的食物进入鼻腔，避免鼻腔中的分泌物进入口腔，以保持口鼻腔的清洁。软腭的位置介于鼻咽和口咽之间，由肌肉和黏膜组成，除具备硬腭的功能外，还有避免空气进入鼻腔的功能，故与吞咽和说话有密切的关系。腭裂患儿的吞咽和语言功能均有不同程度的障碍，需要进行手术修补和功能锻炼。

③ 腭裂患儿会出现怎样的症状

腭裂患儿的所有症状都是由腭咽闭合不全引起的。腭咽的生理功能有两个：一为吞咽功能，二为语言功能。腭裂患儿由于鼻腔和口腔相通，腭咽闭合不全，口腔内无法形成负压，所以就没有吮乳功能，吞咽功能也受到很大的影响。腭裂患者的语音与正常人也有很大不同，患者由于不能形成腭咽闭合，从声带发出的声波到达鼻咽和口咽交叉点时，常有一部分声波进入鼻咽腔和口咽腔，不能进入口咽和口腔，接受口腔的共鸣，所以发出的元音就不响亮，并带有浓重的鼻音。由于口腔内的气流从鼻腔漏掉，发辅音也有所困难，在有鼻漏气的情况下，语音中的辅音就往往被漏掉，别人所听到的是鼻漏气音。

④ 腭裂有很多种类吗

根据腭裂裂隙的状况可分为以下六种类型：①单侧三度腭裂（单侧完

全性腭裂）。裂隙起于前牙槽，后至悬雍垂，贯穿整个口内顶部。②双侧三度腭裂（双侧完全性腭裂）。裂隙起于左右两侧前牙槽，在前牙槽后缘融合为一条向后纵行完全裂开的裂隙。③马蹄铁状腭裂。裂隙起于前牙槽后缘，但无牙槽裂隙，裂隙前缘呈马蹄铁状，向后纵行完全裂开。④二度腭裂。有深二度腭裂和浅二度腭裂之分，深二度腭裂包括软腭全部和硬腭后部裂开，浅二度腭裂仅为软腭全部裂开。⑤一度腭裂。仅局限于悬雍垂的缺裂。⑥腭隐裂。口内顶部未见裂开，但软腭至悬雍垂中间有一呈蓝色的纵行凹线，内无肌肉连接。

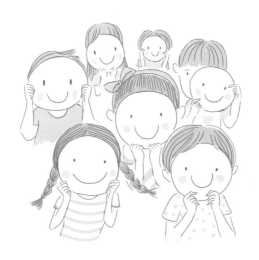

5　唇腭裂是怎样发生的

　　唇腭裂是人类最常见的先天性畸形，我国的唇腭裂发生率高达0.3%。其发病机制主要是胚胎早期（怀孕3个月内）口腔唇部和腭部的中胚叶组织发育暂停所致，其可能的原因有：①遗传因素。父母一方有唇腭裂，其子女患唇腭裂的概率为5%；父母双方有唇腭裂，其子女患唇腭裂的概率可高达15%。前一个孩子是唇腭裂的，下一个孩子患唇腭裂的概率比正常情况高25倍。②环境因素。周围环境异常也可以导致异常的胎儿。如怀孕前3个月受病毒感染、接触某些化学药品和X射线、受到过度震惊或恐惧、自身营养缺乏、患妇科疾病等，均可导致胎儿唇腭裂的发生。据有关资料显示，在怀孕前3个月每天补充叶酸，可大幅度减少胎儿唇腭裂畸形的发生。

⑥ 唇腭裂对患者有什么影响

　　唇腭裂作为一种常见的先天性疾病，对患者的日常生活及心理发育都有很大的影响。这种缺陷造成患者容貌丑陋，发音含糊不清，使得这些患者经常遭受旁人的讥笑，不易与周围人群沟通，从而难以融入社会。患者家属也会逐渐产生一种内疚和羞耻感。患者常因这一缺陷产生自卑和孤独的性格。这种性格逐步发展，日后会产生两种趋势：一是自卑和孤独不断加剧，导致心理上的伤害远远大于生理上的缺陷，使他们难以像正常人一样工作和生活，从而产生自闭；二是由于长期的心理扭曲，使得患者的性格由自卑、孤独、自闭慢慢转向狂躁，迁怒于社会，对周围人群产生仇恨感，形成一种不安定的社会因素。

⑦ 唇裂怎么治疗

　　唇裂只能通过整形手术进行治疗。以往唇裂的治疗比较简单，仅仅是将裂开的嘴唇补好了事，成年后还是会留下明显的瘢痕和其他畸形。现在为了能够达到完美的手术结果，一般要进行3次以上的序列手术：第一次手术在患儿3～6个月时进行，主要是修补裂开的嘴唇。由于患侧和正常侧的唇部发育不对称，随着患儿年龄的增大，会出现唇珠不显、唇峰不对称、唇红缘不整齐、瘢痕突显等症状，所以需要在学龄前进行第二次手术，以对上述不良外形进行修正，并且对鼻子的畸形进行整形。青春期结束后，不会再出现形态上的生长发育了，此时可以进行第三次手术，对剩余的少量畸形进行最后的调整。经过上述几次手术整形，患者的嘴唇可以达到基本正常的外观。

 腭裂怎么治疗

治疗腭裂的目的是关闭裂隙，恢复腭咽生理功能，其治疗过程主要包括四个方面：①手术时机。一般在患儿18～24个月龄，身体情况良好时进行。术前因裂隙导致吮乳困难，可用带有腭塞的奶嘴喂养。②术前条件。在患儿达到合适的年龄段时，经过周密的术前检查，无感冒、咳嗽、腹泻，血红蛋白达到正常标准的80%以上。③手术方法。治疗腭裂的手术方法很多，具体的手术方法可以和主治医生进行商讨。④术后处理。患儿术后6小时方可进食流质，如牛奶、果菜汁等，餐后须清洁口腔；2周后改半流质，如稀饭；1个月才能进软食，如松软米饭等。此外，术后1个月内须避免大声哭叫，及时复诊并进行后续治疗。

 牙槽裂是怎么回事？怎样治疗

很多唇腭裂患儿同时患有牙槽裂，表现为上排牙齿缺少和齿槽骨有裂隙。可发生于一侧，也可双侧同时发生，双侧形态可不一致。根据裂开的程度可分为三类：①完全性裂。鼻底、唇、牙槽完全裂开，口鼻贯通。②不完全裂。牙槽部分裂开，口鼻腔不相通。③隐裂。牙床形态基本完整，有浅而窄的沟状凹陷，骨质缺损轻微。严重的牙槽裂可以导致牙齿缺失和牙齿形态、位置的改变，使患儿的牙齿形态不美观，需要通过植骨手术进行修补。一般是取自己的少量髂骨移植到牙槽裂内，等移植的骨头成活生长后，就可以在骨头上进行牙齿的种植，从而彻底改善牙齿的外形。最佳植骨时间为侧切牙完全萌出之后、尖牙未完全萌出之前，一般为7～9周岁。

⑩ 唇腭裂手术后出现哪些问题时需要再次手术

唇腭裂的治疗目的是恢复唇、鼻、腭、牙齿、牙床的正常形态，同时恢复正常的吞咽和发音功能。为了达到良好的效果，需要进行全面的序列治疗，包括多次的手术、牙齿的矫正以及语言的训练等。各个治疗要在患儿恰当的年龄按照一定程序逐步进行，如果还存在下列问题，就需要进一步的后续治疗：①上唇畸形，如瘢痕明显、双侧唇红不对称、唇峰不等高、唇珠不明显、唇红口哨状畸形等；②双侧鼻孔不等大、患侧鼻翼塌陷、鼻小柱歪斜、鼻底不平整等；③面中部凹陷、上颌骨发育不全；④发音含糊不清，带有严重鼻音、腭咽闭合不全、不能吹气和屏气；⑤牙列不齐、缺齿、牙齿异位生长、反𬌗（俗称"地包天"）等。对于上述症状，需要逐步分次做相应的治疗，才能恢复正常的形态和生理功能。

⑪ 我的孩子今年4岁，腭裂手术已经做过了，可是说话还是不清楚，怎么办啊

由于有些孩子腭裂手术时的年龄偏大，在手术之前已经形成了特有的发音习惯，手术以后就难以改正，所以在腭裂修复术后，还需进行语音训练治疗。语音治疗包括语音矫正和语音训练。语音治疗不宜在过早的时期施行，因为学龄前患儿的理解力和学习能力都较差，难以接受复杂的语音治疗，很多治疗收效不大。一般在患儿5～6岁时开始，在7～8岁时完成。在治疗前需要做全身情况、智力、听力、发音器官及语言功能的检查。然后做腭咽闭合的特殊检查，若有腭咽闭合不全，则需要先治疗腭咽闭合不全，再进行语音治疗。

⑫ 我的孩子从小患有腭裂，手术后医生说要进行语音训练，应该怎样进行

　　腭裂手术后为了达到正常的发音，需要进行正规的语音治疗，其方法是：①在医生的指导下，通过软腭按摩、软腭抬高运动，行唇、舌、下颌的开闭、回旋和摇摆运动，并增加口腔内气压；②增强节制呼气的功能，如吹蜡烛、吹气球等；③在患儿已经能够自主进行节制呼气的动作时，可开始学读汉语拼音，这步练习最为困难，但也最为重要，要循序渐进，从字母开始，先开始发元音，再发辅音，在掌握拼音字母以后，再开始学习单字拼音和尝试读句和谈话，但语句中的每一个字都要严格地从拼音的正确发音出发，务必做到发音清楚。整个语音训练必须持之以恒，坚持家长监督和医生指导的原则，需要定期到医院复诊，接受医生的正确指导。

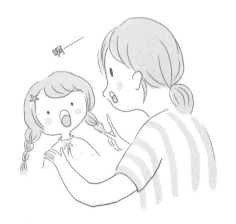

啊

⑬ 我的孩子今年10岁，曾做过双侧唇裂手术，可是现在他的上唇非常小，而且后缩，可以整形吗

　　双侧唇裂的畸形程度比单侧唇裂严重，大多数双侧唇裂的上唇组织量严重不足，由于还常常伴有上颌骨的后缩畸形或牙槽裂，所以整个上唇部位显得非常紧缩和后退，从侧面看，好像上唇被刀子削掉了一片，严重影响外貌，需要通过再次手术进行整形。对于上颌骨裂开畸形和容量不足，可以使用自体骨移植或植入人造材料（如 Medpor）对上颌骨进行整形。对于上唇软组织的畸形尤其是红唇的缺损，可以使用下唇的组织转移修复。这些手术都需要住院进行，有的还需要分次手术和序列治疗，需要家长和孩子有足够的耐心，并与医生配合，以期达到最好的效果，让孩子恢复自信的微笑。

⑭ 我今年18岁，从小有唇裂，曾做过一次手术，现在鼻子很难看，可以整形吗

唇裂患儿经过初次唇裂修补术之后，一般情况下都存在着不同程度的外鼻畸形。单侧唇裂常见的鼻部继发畸形有：鼻尖不正、鼻孔过大或过小、鼻翼塌陷、鼻孔底部缺裂、鼻翼基底过低、鼻孔内皱襞、鼻小柱歪斜、鼻下部歪斜、鼻体歪斜等。双侧唇裂初次手术后常见的鼻部继发畸形有：鼻尖过低、鼻小柱过短、鼻孔扁平，有些患者还可伴发鼻梁过低的鞍鼻，俗称"塌鼻梁"。以上这些鼻子的畸形都可以通过整形手术进行治疗，一般手术在学龄前开始做，严重的畸形需要做数次矫正手术，在18～20岁再检查一次，如果还有畸形，可以进行再次整形，此后由于身体发育停止，一般鼻子的外形就可以维持终生了。

⑮ 我家里很穷，可偏偏孩子一出生就发现嘴唇是裂开的，听说有免费的慈善手术，应如何申请

唇腭裂是小儿最常见的先天性畸形，如果不进行手术整形修补，会造成患儿的心理和功能障碍，严重影响今后的生活和工作，可是有很多贫困家庭的孩子由于没有钱而不能接受唇腭裂的整形手术，所以有多个慈善机构开展了免费的手术治疗。比较大型的唇腭裂救助慈善活动有美国的"微笑列车"（Smile Train）、"微笑行动"（Operation Smile），中国的"微笑明天""嫣然基金"等，这些慈善活动的救助对象都是那些贫困家庭的唇腭裂患儿，你可以上网搜索这些慈善机构在当地的合作医院，然后携带身份证和当地县级以上民政机构的贫困证明到医院报名，有时因为报名的孩子比较多，需要排队等待，所以建议你尽早带孩子去医院登记排队。

我的孩子患有腭裂，1个月以前做了修补手术，可是现在发现补过的地方又有一个小洞，怎么办

腭裂手术后发现漏孔，在医学上称作"腭漏"，是腭裂修复术后的一种常见并发症。术后过早进食硬食物、腭裂创口发炎，甚至过早地大声发音，均可导致腭漏的发生。腭漏孔根据其发生的部位，可分为硬腭漏、软硬腭交界处漏、软腭漏和侧腭漏几种。腭漏会影响吞咽和发音，一般都需要通过再次手术进行修复，再次手术的时间应在第一次手术的6个月以后，根据腭漏孔的位置，采用相应的手术方法予以修补。修补手术比第一次手术耗时要短，但仍然需要在全麻下进行，术后护理和注意事项与腭裂修复术相同。

治疗牙槽裂从髂骨取骨头会影响孩子以后的活动吗

治疗牙槽裂需要从患者身上取骨头，骨头分为松质骨和皮质骨，皮质骨位于骨头外层，坚硬厚实，包绕着内侧的松质骨；松质骨骨密度低于皮质骨，富有弹性。我们在治疗牙槽裂的过程中，需要用到的是内层的松质骨。髂骨是人体非常大的一块骨头，拥有大量优质的松质骨，而治疗所取的松质骨只是极少的一部分，因此不会影响髂骨的基本形态、结构及力量。同时，手术取骨的部位一般在髂骨的前上方，这里的骨骼很少参与我们日常的行为活动，并且在这个部位取骨不会影响周围的肌肉、肌腱等，所以不会影响孩子以后的活动。所以说，髂骨取松质骨治疗牙槽裂是一项安全、有效的手术，可以放心。

18 孩子觉得唇裂手术之后的"鼻模"戴着不舒服，必须要戴吗？要戴多久

佩戴鼻模是唇裂治疗中一个非常必要的过程，家长必须要明确：不仅仅只有手术才被称为治疗，佩戴鼻模也是同手术一样重要的治疗步骤。对于唇裂患儿来讲，就算已经用手术矫正了鼻畸形，患儿的鼻畸形仍会随着生长发育再次出现并且逐渐加重，而坚持佩戴鼻模可以有效地延缓畸形的进展，改善鼻翼软骨的形态，同时还能改善鼻部通气。如果不坚持佩戴鼻模，就无法达到以上效果，而且会使整个治疗效果大打折扣。因此，佩戴鼻模是唇裂治疗中必不可少的一个环节，家长需要引起足够重视。通常来说，患儿需要在术后持续佩戴鼻模至少1年，如果患儿对鼻模感到不舒服，可以选择只在夜晚睡眠时佩戴，这样也能达到良好的效果。

19 孩子嘴唇上有一道印迹，但是没有裂隙，鼻子不是很歪，样子也还行，但医生说要手术，有这个必要吗

你孩子的情况属于唇隐裂，是需要手术治疗的。唇隐裂是唇裂中比较轻的一种，虽然上唇表面的皮肤没有裂开，但下面的肌肉跟我们常见的其他唇裂类型一样，也是裂开的，因此在本质上，唇隐裂和其他唇裂没有区别，唇隐裂患儿一样会出现鼻唇部的畸形。不过由于唇隐裂患儿仍然有许多软组织未裂开，所以其畸形程度较其他唇裂轻，以至于早期看来没有特别大的异常。但是随着患儿的生长发育，鼻唇部的畸形会逐渐加重，表现出与其他唇裂患儿类似的外观。所以，唇隐裂患儿同其他唇裂患儿一样，

都需要接受唇裂的序列治疗，其中就包括了手术。患儿家长不能仅仅因为早期唇部看上去没有裂隙而选择不治疗，以至于错过最佳的治疗时机。

⑳ 我的孩子是唇腭裂，请问最好在多大时做手术，能不能一出生就做

通常在6月龄左右时修复唇裂，1.5岁左右时修复腭裂。新生儿由于体温调节中枢尚未发育完全，经不起全身麻醉的刺激，容易引起高热惊厥等反应，治疗的风险较大，所以一般不宜在此时进行全麻手术。同时，新生儿的组织非常脆弱，尤其是口唇部组织，不适合进行唇腭裂手术等精细操作，因此刚出生时不适合手术。一般来说，唇裂患儿建议出生后就接受术前矫形治疗，等到6月龄时，患儿体温调节中枢已发育完善，组织的柔韧性也大大提高，此时患儿已能够经受住全身麻醉和手术的刺激，最适合接受第一次手术。腭裂患儿建议在1.5岁时接受手术修复，因为此时是患儿开始语言学习与模仿的时期，手术修复后如果立即辅以语音训练，可以获得非常好的治疗效果。

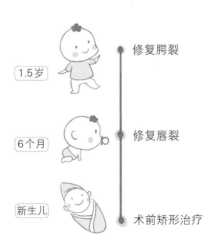

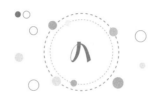

面颈部年轻化

1 我从小就爱皱眉头，两条眉毛中间有很深的皱纹，可以去除吗

你的情况在医学上称为"眉间纹"，人体内至少有6块肌肉参与了皱眉的活动。如果你从小就喜欢皱眉，那么这些肌肉在你的"长期锻炼"下就会特别发达，久而久之，皮肤的表面就会形成顽固的褶皱，甚至在你不皱眉的时候也不会消失，一撇一捺，异常明显。眉间纹会给人以年老和严厉的感觉，尤其对女性来说，眉间纹是美丽的障碍物，应该去除。去除眉间纹的方法比较简单：首先注射皮肤填充剂将顽固的褶皱填平，同时注射肉毒毒素将那些参与皱眉的肌肉麻痹，双管齐下，可以迅速地去除令人烦恼的眉间纹。

2 **为了消除皱纹，我的朋友有的注射了肉毒毒素，有的注射了玻尿酸，我也想去除皱，应该注射哪一种呢**

面部的皱纹有两大类。一类是动态的皱纹，就是你做表情的时候出现的皱纹，常见于眼角（鱼尾纹）和额部（眉间纹和抬头纹）。这类皱纹是由于该部位皮肤深层的肌肉收缩引起的，好比缝有松紧带的裤腰，当松紧带收紧的时候表面的布料就皱起来了。对此我们采取肉毒毒素注射，使皱纹部位的肌肉瘫痪松弛，皱纹就消失了。另一类是静态的皱纹，长年累月的面部活动加上皮肤松弛，出现了持续性的褶皱，即使没有表情的时候也不会消失。这类皱纹好像软泥路上的车辙一样，需要补充一些材料将它填平，可以注射一些皮肤填充剂，比如玻尿酸等。你究竟需要注射什么来消除皱纹，主要取决于你的皱纹性质，一般来说，注射肉毒毒素配合填充剂效果比较好。

3 **"玻尿酸"是什么东西**

玻尿酸是中国香港特别行政区和中国台湾地区的叫法，其学名是透明质酸，是自2004年以来使用量最大的一种皮肤填充剂。它是存在于各种动物体内的一种多糖聚合物，人体内的透明质酸和其他动物体内的透明质酸分子结构完全相同。透明质酸有强大的吸水能力，和水结合后形成透明而黏稠的凝胶，广泛存在于人体的皮肤、关节腔和眼睛内。皮肤内的透明质酸为皮肤保存了水分并提供了弹性，随着人的衰老，皮肤内的透明质酸逐渐减少。和以往常用的胶原制剂相比，透明质酸具有注射后维持时间长（6～9个月）、无须皮试、无须冷藏、非动物源性等优点，受到广大求美者和医生的欢迎。

4

透明质酸制剂品牌如此之多，该如何选择

透明质酸是当前应用量最大的填充剂，占填充剂总量的80%左右。我国有十几个品牌的透明质酸制剂获得国家药品监督管理局的批准用于临床，这些制剂除了具备透明质酸制剂的共性之外，还有一些自己的特点：比如生产厂家，有老牌大公司和新公司，你可以选择自己比较信任的公司生产的制剂；产品的历史，使用时间较长的产品比较可靠，新研发的产品可以观望一下；颗粒或黏稠度大小，这一数值越大，在体内的维持时间越长，但不适合注射在皮内或皮下浅层组织内，否则容易出现不平整，反之颗粒小的透明质酸适合注射于浅层，但其维持时间会短一些，应根据你的需要选择合适的产品。此外，还有一些产品在制剂中混有麻药，注射时会有轻微的疼痛感，你也可以选择。

5

玻尿酸注射安全吗？有什么风险

玻尿酸是微整形界的"高人气明星"，从材料上来说，它是非常安全的，因为它对人体无毒、不会引起过敏、注射方便、注射过多时还可以用酶降解，既能用于中老年除皱、修凹沟，又能用于年轻人隆鼻、丰唇、垫下巴等，受到医患双方的欢迎。但是，从注射操作上来看，还是存在风险的，主要的风险就在于血管栓塞。面部软组织中密布着无数粗细不等的血管，如果不小心将玻尿酸注入血管，轻者会引起皮肤软组织缺血，可能导致皮肤感染甚至坏死；重者栓塞到眼动脉，可导致视力缺损甚至失明。因此注射玻尿酸必须到正规的医疗机构找有资质的医生注射，他们对面部的解剖比较熟悉，具有较高的技术水平，出现并发症的可能性较低，而且万一出现了并发症，也可以及时抢救和治疗。

我玻尿酸打完有2年了，为什么皮下还可以摸到几颗结节

玻尿酸制剂本身就有很多种，有些降解得快（半年到1年），有些降解得慢（1～2年）。注入体内之后，其降解速度又和其他很多因素有关，比如活动的部位（如眉间、额部等）降解快，固定的部位（如鼻部、下巴等）降解慢；注射成小颗粒的降解快，注射成大团块的降解慢。你的注射部位可能是非活动区域，当时又是成团注射的，也或者制剂本身就是长时间降解的，2年还有残留也属于正常。对于皮下结节，如果是注射后即刻就出现的，可能是注射过多，如果不影响外观，可以不做处理；如果影响外观，可以考虑使用透明质酸酶进行适当降解；如果是注射后数周或数月出现的，那就可能是组织反应肉芽肿之类的，需要复诊，做对症处理。

 听说注射玻尿酸会打瞎眼睛，是真的吗

这是真的。注射填充最严重的并发症就是血管栓塞，夸张点说，如果没有血管栓塞的风险，可能人人都可以来尝试注射，因为大不了注射后不好看而已。但是，由于存在注入血管这样的风险，事实上，没有经过专业训练的医生都不敢打。整个头面部从皮肤到骨骼有许多层组织，其中遍布粗细不等、深浅不一的血管，就像城市内的道路，有高架路、主路、支路、弄堂，相互连接。如果把材料打进血管，就会引起血管栓塞，导致一系列灾难性的并发症，比如皮肤软组织坏死、眼动脉栓塞导致的视力缺损甚至失明、颅内动脉栓塞导致的昏迷死亡等。因此，如果希望注射美容，必须去正规的医疗机构找有经验的医生注射，才能将这种并发症的发生率降到最低。

⑧ 爱贝芙是一种什么材料？适合做哪些美容项目

爱贝芙是一种由胶原和高分子材料PMMA组成的混合型注射填充剂，可用于消除面部的凹陷性皱纹、凹沟（如鼻唇沟和睑睑沟等）、皮肤局部凹陷等。其治疗机制包括早期的直接填充效果和此后的自身胶原刺激性增生。注射即时，爱贝芙主要依靠其内部的胶原起填充作用，此后随着胶原逐渐被人体吸收，剩下的PMMA开始刺激人体产生自身胶原，这些PMMA微球的直径约 $40\mu m$，在体内不会被吸收，一直停留在注射部位，还可以刺激自身胶原蛋白的生长，从而维持注射部位的体积不变。爱贝芙于1989年首次在德国应用，于2001年开始在中国使用。爱贝芙每支含量0.5ml，内含有少量的麻醉剂，所以注射的时候比一般的皮肤填充剂疼痛更加轻微。

⑨ 市面上有很多种注射填充材料，该怎么选择

从材料学上看，透明质酸还是排名第一的，因为有三大优点：①它是一种多糖，没有抗原性，很少过敏；②注射入体内后可以完全降解为水和二氧化碳，很安全；③万一有问题，还可以注射透明质酸酶将其迅速降解。羟基磷灰石是一类不错的填充剂，最大的优点是维持时间长，可达2～5年，比较适用于轮廓塑形。聚乳酸（PLA）也是一类可降解的填充剂，但它没有可以降解的酶。胶原类制剂在2003年前是最常用的填充剂，它来自动物，如牛和猪，其成分是蛋白质，由于具有抗原性，在体内的维持时间又不如透明质酸长，目前临床上已经很少使用。来源于自身的细化脂肪也很不错，这种颗粒极小的脂肪甚至可以注入皮肤，成活后效果持久，在很多情况下，可以取代人造材料。

注射皮肤填充剂以后能否再做皮肤护理、激光美肤和其他整形手术

人的皮肤可以分为表皮、真皮和皮下组织三个层次。用于治疗皱纹和凹沟的皮肤填充剂一般注射在真皮深层，也就是第二层和第三层之间；而激光、光子嫩肤、皮肤磨削术等操作的层面是在皮肤表皮，以及真皮的浅层；整形手术则大多需要切开皮肤，在皮下层和肌肉层内进行操作。因为它们的操作不在一个层面，不会影响皮肤内注射的填充剂，所以注射皮肤填充剂不仅不会影响以后再进行其他的美容项目和整形手术，还可以作为补充性的治疗，发挥更好的效果。当然，为了减少相互之间不必要的刺激，同一个部位最好不要同时进行两种治疗。

我的皮肤很容易过敏，能做注射除皱吗

皮肤容易过敏的朋友在注射皮肤填充剂时必须多加小心，由于大多数填充剂对于人体来说是异物，会引起机体不同程度的反应。一般情况下，皮肤填充剂都有非常好的组织相容性，所以机体反应非常轻微，表现出来的皮肤发红等症状3天内就消失了。如果你的皮肤很容易过敏，首先就要慎重地选择填充剂类型，尽量使用自身材料，比如自体脂肪颗粒、自体成纤维细胞、自体血浆蛋白等，这些来自自体的组织，基本上不会出现过敏反应。如果你坚持选用人造材料，那么在注射之前一定要做一下皮肤过敏试验，方法非常简单：取微量填充剂注射在自己前臂内侧的皮内，观察几天，如果没有过敏反应，再考虑分次注射到面部进行美容除皱治疗。

⑫ 眼角的鱼尾纹可以去除吗

当然可以啦！西方人的皱纹往往是先出现在脖子上，而中国人总是先出现在眼角周围，数条放射状的皱纹从眼睛的外角散发开来，好似金鱼的尾巴一样，俗称"鱼尾纹"。一般都是40岁以后才比较明显，而一些平时表情比较丰富的朋友，可能在30多岁就出现了。早期的鱼尾纹仅仅在笑或眯眼的时候出现，原因是眼睛周围有一圈名叫"眼轮匝肌"的环形肌肉，当肌肉收缩的时候，表面的皮肤就会形成褶皱，此时仅需注射肉毒毒素就可以解决了。肉毒毒素可以使肌肉麻痹，失去收缩能力，表面的皮肤就不会起皱了。严重的鱼尾纹其皮肤表面的皱纹已经较深，此时除了注射肉毒毒素以外，还要配合注射一些皮肤填充剂，以加强治疗效果。

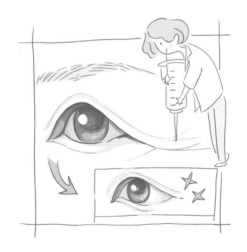

⑬ 鼻子两旁的凹沟可以去除吗

鼻子两旁的凹沟在医学上称为"鼻唇沟"，在中国香港特别行政区和中国台湾地区又叫"法令纹"，是中年人面部的特征性标记，表现为从鼻翼两侧向两侧口角斜形向下走行的八字形凹沟。凹沟的长度和深度会随着年龄的增长而加大，主要原因有两个：一是面部松垂的皮肤在重力的作用下向下垂挂；二是鼻翼和上唇的深部有表情肌和韧带悬吊，安静时相对固定，在做表情时会向上方运动，所以在这个相交的部位就形成了一个褶皱性的凹沟。对于轻度的鼻唇沟，可注射皮肤填充剂来填平凹沟，或用电波拉皮来收紧皮肤；对于中度的鼻唇沟，可以选择锯齿线悬挂及小切口除皱，将松垂的皮肤向上牵引，以减轻鼻唇沟；对于重度的鼻唇沟，就只能靠面部大拉皮手术来治疗了。

⑭　脸上的皮肤松了，是拉皮好还是打针好

面部皮肤松弛的表现就是皱纹，对付皱纹有三类方法：①最简单的就是注射法，可以注射肉毒毒素和皮肤填充剂，适合程度较轻的皱纹和凹沟，治疗方便，不影响工作。②外科手术，比如你提到的拉皮术，切口长、创伤大，但效果最明显，适合皮肤比较松弛的求美者。③还有一类折中的方法，比如埋线法和小切口法。埋线法是将数根带有倒刺的线埋到皮肤下面，这些倒刺在皮肤内张开，就可以起到悬吊的作用。小切口法事实上就是局部小范围的拉皮术，通过小切口只对面部的某一个局部做相应的提升。这类方法的恢复速度、创伤程度和治疗效果都介于前两类方法之间。究竟选用哪一种方法，取决于你的皱纹程度和假期长短。

⑮　什么是肉毒毒素？肉毒毒素为什么能够除皱

肉毒毒素的全称是肉毒杆菌毒素，是肉毒杆菌在繁殖过程中分泌的一种剧毒物质。其最早被发现于变质的肉罐头内，是一种强烈的神经毒素，可以阻断神经肌肉的传导，使肌肉麻痹而失去收缩功能。少量的肉毒毒素就可以使人的全身肌肉包括呼吸肌麻痹，导致中毒甚至死亡。在战争年代，肉毒毒素还曾很不光彩地被作为生化武器。医学上使用微量的肉毒毒

素来治疗神经肌肉方面的疾病，比如肌肉痉挛、角弓反张、脑瘫、斜视等，可以麻痹特定的局部肌肉，取得一定效果。近些年来，肉毒毒素被广泛地运用在美容方面，比如除皱或缩小局部肌肉等，其原理是麻痹某些特定肌肉而使皱纹消失，某块肌肉（比如咬肌）长期瘫痪会萎缩，从而达到改变体表轮廓的目的。

16 注射肉毒毒素需要住院吗？是不是每个人都可以注射

肉毒毒素注射除皱十分简单，即用非常细的针头进行注射，整个注射过程仅几分钟，疼痛轻微，基本没有损伤。注射完毕在医院观察30分钟后即可离院，不需要住院，不会影响工作和生活。不过肉毒毒素效果通常只能维持4～6个月，要想长期有效，每年需注射2～3次。经过多次注射后，肌肉的力量就不断减轻，可以逐渐延长注射间隔。另外需要提醒的是，不是每个人都可以注射肉毒毒素，孕妇、哺乳期妇女、重症肌无力患者、过敏体质者、上睑下垂者和重要脏器疾病患者不能使用肉毒毒素除皱。此外，注射肉毒毒素期间不可以使用庆大霉素类药物，否则会加强肉毒毒素的毒性。注射之后不要做美容、热敷、面部按摩，特别是面部按摩，否则会降低注射的效果。

17 注射肉毒毒素安全吗？有什么不良作用

肉毒毒素是一种毒性很强的神经毒素，它对人体的危险剂量是4000U以上，但是用于美容治疗时，一般每次只用50～100U，仅仅是危险剂量的1%～2%，而且是注射到局部的肌肉组织内，不会影响身体其他部位的肌肉组织，大量临床实践证实没有危险。此外，肉毒毒素的作用是暂时的，其毒性一般在4～6个月内逐渐消失，不会造成永久性的神经损害。因此，它的安全性是可以保障的。但如果注射方法或注射部位不当，可能会出现复视、表情不自然等不良反应，极少数人还可能会出现头痛和过敏反应等。此外，还要认清肉毒毒素的生产厂家和品牌，目前我国唯一合法的产品是兰州生产的衡力牌肉毒毒素。注射肉毒毒素一定要在正规的医疗美容机构进行，以确保最大的安全性。

⑱ 注射肉毒毒素会过敏吗

注射肉毒毒素有过敏的可能，但发生率极低。其原因是对肉毒毒素本身过敏，或者对与肉毒毒素混合在一起的赋形剂过敏。注射肉毒毒素时使用的剂量极低（大约只有几纳克），肉毒毒素直接发生严重过敏反应的很少见。而赋形剂的剂量较大，国产衡力是用明胶和右旋糖酐做赋形剂，美国保妥适是用人血白蛋白。对这些赋形剂过敏的人，就不能注射相应的制剂。目前虽然还没有规定在注射肉毒毒素前必须做皮试，但是没有注射过的人还是需要特别注意是否会出现过敏反应，一般建议注射完后在医院观察半个小时后再离开。如出现过敏反应（常表现为皮肤瘙痒、皮疹、红肿，严重者可出现心慌、胸闷、面色苍白、手足湿冷等），在医院可以做出及时的处理。

⑲ 怀孕哺乳期能不能打肉毒毒素？打完才知道意外怀孕，孩子能不能要

虽然没有研究证实少量注射肉毒毒素是否会对孕妇和哺乳期妇女造成危害，但相对美丽来讲，孩子的健康更重要。为安全起见，备孕期、孕期、哺乳期不建议注射肉毒毒素，尤其是备孕的女性，不要冒险注射肉毒毒素。对于不慎在备孕期注射了肉毒毒素的女性，目前医学上还没有证据表明其一定会对孩子造成危害。有实验结果显示，给怀孕小白鼠每千克体重注射20U以上的肉毒毒素才会对胎鼠造成影响；这一剂量对于人类来

说，相当于使用1000U，也就是10瓶，照此推算，少量的肉毒毒素注射，而且在注射后数月才怀孕，应该不会对胎儿产生严重的影响。但是，最安全的方法是备孕期不要注射肉毒毒素。

20 上星期我注射了肉毒毒素瘦脸，现在笑容僵硬，是什么原因

注射肉毒毒素瘦脸为无害的瘦脸方式，注射后出现了笑容僵硬，原因可能有：①注射后的正常反应。咬肌力量减弱致面部表情不自然，最早会出现在24小时后，作用高峰为7~14天，2~8周后会恢复。②肉毒毒素注射位置过浅。注射者在注射时将药液扩散到浅层，可能影响咬肌表面的表情肌，比如笑肌，则会出现口角外拉力量减弱，笑时口角外扩不足，显得僵硬。③注射量过多。注射量过多也可能会弥散到浅层表情肌，通常一次注射60~100U相对安全。④注射后不宜按摩注射部位，否则可能将肌肉内的肉毒毒素挤压渗透到邻近的表情肌，导致表情不自然。这些情况会随着时间慢慢恢复，并不会留下后遗症。

21 所有的皱纹都可以用肉毒毒素消除吗？肉毒毒素还有什么用途

肉毒毒素注射除皱的原理是麻痹表情肌，所以肉毒毒素仅对动态的皱纹有效（即因表情肌收缩而形成的皱纹，比如早期的鱼尾纹、抬头纹、眉间纹、鼻纹和颈部皱纹等），对那些不做表情时也很深的皱纹和凹沟也有效，但需要依靠注射皮肤填充剂进行填补，同时配合使用肉毒毒素增加疗效。如果皮肤非常松弛，就需要通过手术进行改善。此外，肉毒毒素还可以用来瘦脸、瘦小腿、调整面部的肌肉性不对称、治疗手部和腋下的多汗症，甚至腋臭、斜颈等。目前，还有报道肉毒毒素可以治疗偏头痛，相信今后还会开发出更多的应用。

22

听说打肉毒毒素可以使两侧面颊显得瘦一点，这种瘦脸效果能维持多久？会不会影响嘴巴的活动

造成脸胖的原因主要有骨骼、肌肉和脂肪三种，爱美的女孩子应该根据自身的情况选择治疗方案。如果是下颌骨肥大，就需要通过截骨手术去掉肥大的部分下颌骨；如果是面部脂肪过多，可以选择面部脂肪抽吸或去除颊脂垫来瘦脸；如果是咬肌肥大，可以通过肉毒毒素多次注射的方法使肥大的咬肌逐渐萎缩。注射Ａ型肉毒毒素瘦脸，操作在几分钟之内就可以完成，其作用是使咬肌部分萎缩，但不影响咬肌的基本生理功能。一般来说，注射后2～3天开始感觉咬合力下降，1～3个月咬肌开始逐渐萎缩，效果可持续6～12个月，半年后重复注射以维持疗效，一般经过2～3次注射后可以基本定型。

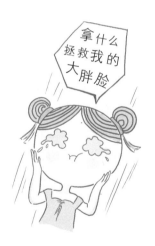

23

打完肉毒毒素以后可以洗脸化妆吗？效果能维持多久

注射肉毒毒素可改善做表情时的动态性皱纹以及使注射部位的肌肉（如咬肌）萎缩变小，注射完肉毒毒素后24小时内针眼处不要沾水，24小时后可用温水洗脸，也可适当涂抹化妆品。动态性皱纹的改善一般2～

73

3天后就出现效果，而肌肉缩小则要1个月左右才能慢慢起效，效果一般都能维持6个月左右，所以再次注射肉毒毒素可间隔半年以上。在注射后1周内不要按揉注射部位，避免药液扩散，忌烟酒、辛辣。为解决咬肌肥大的注射者需特别注意在注射后避免食用偏硬或耐嚼的食物（如核桃等坚果类及口香糖等），避免锻炼咬肌而抵消治疗效果，反复注射2～3次后，效果可以维持得更久。

㉔ 中胚层疗法是一种新的美容方法吗？有哪些适应证

中胚层疗法主要是指将药物注入皮肤或皮下的美容操作，它并不是一种新的高科技治疗方法。早在1952年，法国医生Michel Pistor就已经采用过该方法，只是随着时代的演进，新适应证和新注射药品的发现，尤其是中胚层疗法在医学美容界的成功运用，使其成为近两年来备受瞩目的治疗方法。粗略估计，目前全世界至少有15000位整形美容医生接受过此项培训，而且还成立了世界中胚层疗法医学会。中胚层疗法的适应证越来越广，目前最被认可的治疗项目包括去除眼袋、去除双下巴、去除皱纹、丰颊、丰唇、隆鼻、局部融脂塑身、改善橘皮组织、治疗秃发、改善瘢痕、治疗局部多汗症等。也有许多医生将中胚层疗法与其他治疗技术相结合，创造出更新的治疗技术，例如肉毒毒素中胚层注射法、中胚层注射拉皮术、电波拉皮与中胚层疗法结合等。

㉕ 接受中胚层疗法后会产生哪些副作用？治疗的禁忌证有哪些

与手术相比较，中胚层疗法是一种非侵入性的治疗方法，在局部范围内用药剂量小，且间隔时间长，因此产生的副作用也较少。不过还是存在局部肿胀、血肿或对注射药物过敏等副作用的可能，因此中胚层疗法需要进行谨慎的评估并运用正确的治疗，才可以达到安全的治疗效果。当然也不是所有人都适合中胚层疗法，有些禁忌证必须注意，例如对于注射药物容易过敏的患者，怀孕或正在哺乳的妇女，糖尿病、脑卒中、癌症、严重心脏病患者，容易凝血以及治疗部位有皮肤疾病的患者，都不适合进行中胚层疗法。

何谓"美塑疗法"？它和中胚层疗法有什么区别

中胚层疗法在国外称为"meso-therapy"，是英文"mesoderm"（中胚层）和"therapy"（治疗方法）的合称。我国台湾和香港特别行政区等地的医学美容专家将此种疗法引入亚洲后，为了便于推广与普及，也为了更符合汉语的习惯，故取名为"meso"的音译——"美塑"，有美容塑身之意。所以中胚层疗法在我国港台地区被称为"美塑疗法"。中胚层疗法是一种在皮肤局部注射非常微小剂量药物的特定治疗技术。它借助于特殊的器械（如美塑枪）将某种特定的治疗药物注射到皮肤内，注射深度不超过4mm，一般为0.5~2mm。注射后药物由皮下组织直接吸收，以达到促进机体抗衰老及再生的作用。因为治疗护理的项目不同，所以所使用的药剂不同，注射的深度也不同。

注射羊胎素后会变年轻吗？哪里可以买到羊胎素

羊胎素是从羊的胎盘中提取的一种生物活性物质，它是一种多肽蛋白物质，据说能调节人体免疫力、抗疲劳、改善肤质，甚至延缓衰老，但还未见有学术论文证实羊胎素有此类效果。必须指出的是，胎盘提取物内雌激素及其他激素的含量都较多，长期大量使用有可能导致乳房肿块和子宫肌瘤等情况的发生。羊胎素可分为口服、外用及针剂（注射液）三类，目前规定任何药物都必须经过国家药品监督管理局的批准才能生产，只有获得国药准字号的产品才能在各级医院中使用。迄今为止，国内还没有一种羊胎素获得过国家的批准文号，因此目前国内还没有可供销售和使用的羊胎素。

什么是电波拉皮？它真的能让人变得年轻吗

电波拉皮是使用等离子射频设备进行的非手术皮肤提紧技术，是将皮肤科与美容外科结合应用于皮肤美容的新一代高新技术，能够在表皮不需要冷却保护的情况下安全地进行治疗，并达到提升和收紧皮肤、除皱、去痘和嫩肤的效果。电波拉皮适用于任何肤色的求美者，在有经验的医生的操作下，可达到接近小手术拉皮的效果，是继激光、光子治疗之后又一项全新的美容技术。电波拉皮技术是利用射频提高皮肤内的温度，使真皮层胶原蛋白立即收缩，松弛的肌肤在治疗后马上就会有向上提拉、紧实的拉皮效果。在治疗后2～6个月中，受刺激的真皮层胶原蛋白会逐渐增生，从而使真皮层恢复紧实与弹性，皱纹由深变浅并逐渐消失。

什么是激光？激光可以用来做哪些整形美容

激光是一种特殊的光源，是一种由激光器产生的强光。激光发明于1960年，是20世纪以来继原子能、计算机、半导体之后人类的又一重大发明。激光是一种受激辐射后光的放大，所以是一种非常强的光，其亮度非常高，方向性非常好，颜色也非常纯。激光在医学上的应用非常广泛，在整形美容领域的应用主要有面部色斑的治疗、面部年轻化治疗、去除红黑胎记、去除文身、精细手术刀等方面。比如太田痣（黑胎记），在调Q开关激光出现之前根本就没有办法进行治疗，而目前已经可以使用激光达到治愈的效果。相信随着科技的进步，激光在整形美容领域的应用还将进一步拓展。

激光治疗有放射线的辐射作用吗

激光器是一种发射光线的装置，通过激发发光物质，产生光的粒子放大，在谐振腔里放大之后，从激光器中发射出一定波长的光线，用于医学治疗。比如二氧化碳激光的波长是10600nm，属于远红外光；铒激光的波长是2940nm，属于红外光；YAG激光的波长是1064nm，属于近红外光；染料激光的波长是585nm或595nm，是可见光（400~800nm）。这些都是光线，而不是放射线，不会像X射线那样，穿入人体组织，对人体造成辐射。需要注意的是，许多激光都是强光，对组织会产生灼烧作用，当这种激光是不可见光时，人们容易忽略对其的防护，尤其是眼睛的保护需要特别注意。在激光治疗时，医患双方都要注意保护眼睛，医生需要佩戴防护眼镜，求美者应闭眼，以防止激光射入眼睛。

31 **什么是E光嫩肤？E光的治疗范围有哪些？E光治疗会有风险吗**

E光采用了强脉冲光和射频的联合作用，光能降低，其风险也相应大大降低，更增加了治疗的安全性。强脉冲光和高频电磁波同时释放能量，靶组织对光能的选择性吸收集中作用于真皮的各种病变组织，在不损伤正常表皮的前提下，安全无创地清除面部各种色素性和血管性斑块，同时刺激胶原组织新生，恢复皮肤的弹性，使面部皮肤质量得到整体提升，重新展现出健康动人的风采。E光的应用范围非常广，几乎涵盖了以前所有光子疗法的治疗范围，包括去皱、嫩肤、脱毛、塑身、治疗痤疮、治疗腿部静脉曲张及其他血管性病变等，还可以在达到光子嫩肤的同时收紧皮肤。

32 光子嫩肤和激光美容有什么不同

激光是人造的高能量强光，多为单一波长，不同波长的激光有不同的适应证，因此具有较强的针对性，主要用于治疗一些色素性或碍容性皮肤病。而光子嫩肤是一种广谱波长的强脉冲光（IPL），其峰值能量比激光弱，但波长范围广，主要用于非剥脱性皮肤美容治疗。如果将激光比喻成一把尖刀，那么强脉冲光就是一把锉子，两者的作用机制和治疗适应证都不一样。激光可以精准地治疗皮肤各个层次的疾病，但由于作用较强，常常会导致表皮或部分真皮的破损，需要一定的恢复时间。而光子治疗通常只能改善皮肤表面的问题，对于深层疾病一般没有疗效，但一般不会引起皮肤创伤，所以治疗后无须休息，可以作为一种午间休息的美容手段。

33 我想对整张脸做一个嫩肤治疗，光子、E光、电波拉皮，哪个效果更好

嫩肤就是指使皮肤表面的毛孔变细，收紧皮内的胶原纤维，除去皮肤表面的一些色斑和红血丝等，使皮肤变白变嫩。常用的嫩肤设备是光子机，医学上称为强脉冲光治疗仪。该机器会发出脉冲的光线，像照相机的闪光灯一样快速闪动，能产生收紧皮肤以及治疗色斑和红血丝的作用。E光是光子机结合了射频的治疗方法，可以加大、加深对皮肤的作用强度。电波拉皮使用单极或双极的射频作用于皮肤的深层，其目的主要是收紧皮肤和消除皱纹。如果仅仅是想收缩毛孔以及去除色斑和红血丝，可以选择光子治疗；如果是想消除面部的细小皱纹或是想减轻鼻唇沟以及下垂的皮肤，就要使用电波拉皮。请根据自己的治疗目的选择合适的治疗方法。

34 光子嫩肤后可能会出现哪些不良反应？治疗后会复发吗？治疗后是否要避光

光子嫩肤治疗过程中会有轻微的疼痛，治疗后面部会出现轻度的皮肤发红，可在1～2天内消退，色素斑的位置会出现颜色加深并结薄痂，7天左右脱落。极少数反应严重的患者可出现水肿，甚至水疱，但一般均可恢复。和目前所有的对症治疗一样，光子嫩肤技术也不是一劳永逸的，色素、红血丝和肤质改变多源于内外环境等各种原因，在没有去除根本原因的前提下，这些病变均可能复发。但如果给予适当的重复治疗和治疗后护理，就可保持较长时间的满意效果。光子治疗后要避免紫外线照射，户外活动时最好使用伞帽、口罩、墨镜等物理性防晒法，或使用防晒系数（SPF值）30以上、防晒能力（PA值）＋＋＋以上的防晒霜，以避免色素沉着。

35 听说我国港台地区很流行飞梭激光美容，这是什么美容方法

飞梭激光、像素激光、点阵激光等是一类新型激光的不同称呼，其原理是将传统单束激光的光束分散成几百个细小的光束，光束直径可以细达75～100μm，照射到皮肤上会产生几百个微小的皮肤加热点。这种细小的光束能穿入深达400～700μm的皮肤，可以刺激胶原蛋白增生以及皮肤自我修复。每一个细小的加热点周边都包围着正常且结构完整的皮肤组织，治疗区域可在一天内快速愈合。这种方法有点类似微创的激光磨削，治疗时不会产生破皮流血，是一种全新的治疗理念。它降低了传统磨皮换肤引起的创伤和感染概率，使肌肤的创伤可在极短时间内愈合，此后依靠身体自然的修复，在治疗区域再生出新的皮肤组织。此法可用于治疗皮肤的细小皱纹、色素性疾病、毛孔粗大、浅表性瘢痕等。

36 皮秒激光是什么？有什么优点

皮秒激光，顾名思义，即发射脉宽的时长为皮秒级别（通常为数百皮秒）的激光，该命名主要是为了和目前常用的Q开关激光区别，Q开关激光发射的激光脉宽为纳秒级（一般为几十纳秒）。1皮秒为1/1000纳秒，所以皮秒激光发射的激光脉宽是普通Q开关激光的几十甚至一百分之一，其峰值功率就相应的要强几十甚至上百倍。因此皮秒激光具有更明显的优点：①爆破能力强，能将色素颗粒瞬间击碎成极细小颗粒，加速色素代谢，治疗雀斑、咖啡斑、太田痣、褐青斑等色素性疾病，尤其是文身，清除率较传统纳秒激光明显提高；②脉冲时间极短，光能来不及转换为热能，对皮肤的热损伤小，不伤害正常皮肤组织。

37 我脸上长了好多雀斑，总感觉脸上不是很干净，适合做光子治疗吗

雀斑是一种遗传性疾病，其本质是皮肤表层的色素增多，应首选光子治疗。光子是一种强脉冲光，其产生的瞬间热作用可以有效地去除皮肤表面的雀斑和色素。光子治疗需要重复多次，一个疗程需要4～5次，每次治疗大约需要30分钟，两次治疗的间隔时间为3～4周。分次治疗可以使皮肤质量得到逐步改善，同时极大地降低不良反应的发生率。和激光治疗相比，光子治疗最大的优点是无须休息，不会影响正常的生活和工作。值得一提的是，由于雀斑是一种遗传性疾病，所以在治疗后会有不同程度的复发，有可能需要再次治疗。

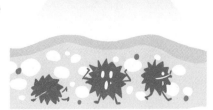

做了光子嫩肤之后都会变得年轻吗

　　光子就是强脉冲光，有时也叫彩光，就像照相机上的闪光灯，可以在瞬间发出非常强的光，闪射到皮肤后可以穿入皮肤，产生光生化和光热解作用。光子治疗可以选择性地作用于皮内的小血管、色素团或色素细胞，使其温度高于正常皮肤组织，利用它们的温差使血管封闭，色素团和色素细胞破裂、分解，在不破坏正常皮肤的同时，达到去除红血丝和色素斑的效果。此外，光子治疗还能刺激皮肤内的胶原纤维和弹性纤维，使真皮层的胶原纤维和弹性纤维重新排列，胶原组织增厚，皮肤弹性增强，从而起到改善皮肤质地和弹性的效果。所以经过光子治疗之后，皮肤表层的色斑就会变淡或者消失，同时皮肤表面的毛孔也会变得细腻，面部皮肤可以得到整体改善，使人更显年轻。

做光子嫩肤治疗的时候疼吗？治疗以后当天可以洗澡吗

　　光子治疗是一种非创伤性治疗，治疗后不会出现破皮的情况。治疗时在治疗部位涂抹冷凝胶，戴深色眼镜或用纱布覆盖眼睛，可以保护眼睛免受强光照射。脉冲光发射时会有非常轻微的疼痛感，类似于用橡皮筋轻弹皮肤的感觉，一般都能忍受。治疗后皮肤有微微的发红和灼热感，可用冰袋冰敷，降低皮肤表面温度，几个小时后就能消除皮肤异样感。光子治疗后并不需要特殊护理，但应避免日光暴晒和紫外线照射，24小时内不要使用刺激性的护肤品或化妆品，建议使用清水洁面。如果条件允许，可以服用维生素C和维生素E等抗氧化剂1个月，以加快皮肤恢复。治疗当天就可以洗脸、洗澡，但需要注意水温不宜过热，以免刺激治疗区域而引起不适。

面部T区毛孔粗大很明显，有什么治疗方法

面部T区毛孔粗大，对年轻女性或男性来说最常见的病因是皮脂腺分泌旺盛堵塞毛孔，对中老年人来说则是皮肤松弛以及真皮层胶原蛋白减少所致。除此之外，抽烟、熬夜、生活不规律、换季、皮肤干燥、缺水等也会导致皮肤毛孔粗大。毛孔粗大的治疗方法有很多，比如果酸焕肤、水杨酸焕肤、像素激光、非剥脱点阵激光、二氧化碳点阵激光、黄金微针、强脉冲光等，但是都需要进行多次治疗，逐步改善皮肤。皮脂腺分泌旺盛的患者可以先选择果酸或水杨酸治疗，控制油脂分泌，在溶解毛囊角栓后期配合激光治疗。中老年人由于真皮层胶原纤维减少导致的毛孔粗大，可以直接选择激光或其他能刺激皮肤胶原蛋白增生的治疗方法。

 水光针是什么原理？这种治疗安全吗

水光针是多针头注射美容的俗称，其原理是通过数根细小的针头，将玻尿酸直接注入真皮层内，补充由于皮肤老化导致的玻尿酸的流失，解决真皮层缺水的问题，让面部皮肤恢复水润柔嫩、光泽透亮。治疗中还可以在玻尿酸中加入肉毒毒素、富血小板血浆（PRP）、美白药物等成分，进一步起到改善毛孔粗大、改善细皱纹、改善肤质和美白的效果。水光针治疗总体来说是非常安全的，其针头极细，刺入皮肤仅1mm左右，术后2天左右即可完全恢复。但因为它是将针刺入皮肤的有创治疗，所以治疗前皮肤需要彻底消毒清洁，治疗中要保持无菌操作，否则就会有感染的风险。为了最大限度地避免并发症的发生，水光针治疗只有专业的医务人员才有操作资格。

线雕就是埋线提升吗？它的原理是什么？功效有哪些？安全性如何

线雕是埋线提升的一种通俗叫法。线雕的原理是通过在面部植入一定数量带有倒刺的线材，利用锯齿线对组织的提拉作用，达到提升面部皮肤的效果。除了线材的提拉作用，埋线材料还能刺激自身面部胶原蛋白的增生，达到改善肤质、增加组织紧致度的效果。埋线材料主要分为锯齿线和平滑线。锯齿线的线体上有很多细小的锯齿，可以钩住皮肤，把皮肤上提；平滑线可以刺激自身的胶原增生，达到紧致肌肤、改善肤质的效果。总体来说，相对于传统的拉皮手术，线雕是很安全的，它不仅创伤小、恢复快，而且并发症少。但线雕本身是一种有创的手术操作，必须在正规的医疗机构由拥有相应资质的医生来操作。

线雕的埋线是越多越好吗？一般能维持多久？治疗后多久能恢复

线雕的埋线并不是越多越好。因面部下垂程度和部位的不同，需要植入的线的数量也不同。一般来说，一侧可以植入5～10根锯齿线。如果植入的线不够，可能导致提升效果不佳。但如果植入过多的线，可能造成肿胀严重、恢复期延长等情况。求美者不应受到某些机构过度宣传的诱导，植入过多的线，导致并发症的产生。如果求美者第一次尝试线雕，建议适当保守，不宜植入过多。2个月后，如果觉得提升欠佳，可以再次手术。线雕提升面部维持的时间并不统一，个体间差异比较大。一般来说，维持时间在半年到2年不等。线雕治疗后面部会有轻度的肿胀，一般3～7天就可以恢复。其他不适包括轻度疼痛、面部轻度不对称、面部局部凹陷等，一般几周就可恢复。

44 线雕（埋线）手术会不会造成面部僵硬或者面部瘫痪

线雕是一项微创、安全的手术。手术时，医生会把线材植入皮下脂肪层和面部表情肌之间，而面神经位于面部表情肌的深面，因此正常操作不会损伤面神经。术后早期由于面部肿胀、疼痛或者异物感，可能导致受术者不敢做表情，出现暂时的面部僵硬，这种情况无须特殊处理，会自行恢复。如果术后出现持续性的面部表情不对称或者面部麻木，须及时就医。由于目前在美容市场繁荣的背后，存在着监管不严、市场混乱的情况，大量无从业资质的人员，在利益的驱使下，也参与到医疗美容的活动中来。很多没有经过专业医学训练的"美容师"，在不清楚面部解剖结构的情况上，盲目地对不知情的求美者进行操作，就很可能出现损伤神经的情况，导致不可逆的伤害。

45 线雕（埋线）手术需要住院吗？手术大概需要多久

线雕是个微创的手术，手术操作方便，时间较短，一般在门诊手术室进行。手术当天就可以回家，不需要住院。做埋线提升之前，需要先对面部进行清洁消毒，再敷麻醉膏进行表面麻醉，这个过程大约需要40分钟。等表面麻醉起效后，再清洁并消毒皮肤才可以进行手术。手术时间大约1小时。埋线提升是不用开刀的，术后面部只遗留几个针眼大小的伤口。术后6~12个小时内，伤口就会自动愈合。医生也会在伤口上涂上抗生素预防感染，术后1~2天后针眼处就会结痂脱落，正常化妆、洗脸都是没有问题的。手术是局部麻醉的，因此术中受术者是清醒的，但不会有疼痛感。

46 线雕（埋线）术后需要注意哪些事项

市面上常用的埋线大多是可吸收的材料，植入体内后半年左右会自然降解成对人体无害的成分并排出人体。植入线材后，部分求美者会感觉有东西在皮肤底下，做表情的时候会有牵引的感觉，并出现轻度的面部肿胀或刺痛，这是正常的现象。埋线术后的注意事项包括：①术后面部适当加压包扎48小时；②术后冰敷2天；③术后3天内食用柔软、易咀嚼的食物；④术后1周内避免大笑、过度张口、用力咀嚼，避免做夸张的表情；⑤术后2天内针眼不要沾水，术后1周内避免用力按摩面部；⑥术后口服抗生素3天，预防感染。

47 **线雕（埋线）和传统的面部拉皮手术相比较，各有什么优缺点**

传统的拉皮手术是在发际线隐蔽的位置做切口，在皮下进行广泛的分离，向上提拉后切除多余的皮肤，再进行缝合，从而达到提升年轻化的效果。该手术难度大，时间长，适用于中重度的面部松垂。线雕是在发际线内做几个针眼，通过针眼将锯齿线埋入面部皮下组织内，钩住皮肤向上提拉，适用于轻中度的面部松垂，也适用于希望缩窄面下部宽度的求美者。这两种手术方法各有优缺点：①创伤和术后反应。拉皮术比线雕术大。②手术风险程度。拉皮术比线雕术高，后者不易损伤正常组织。③手术效果和维持时间。拉皮术效果显著，线雕术相对较弱。④恢复时间。拉皮术恢复慢，线雕术恢复快。总之，拉皮术迅猛高效，线雕术温和短效，在中年时建议做线雕，年老后建议做拉皮。

48 **上个月我做了线雕手术，现在口角边上的皮肤有线头出来了，怎么办**

这种情况叫埋线外露，是较常见的线雕术后并发症。发生这种情况的原因有：①埋线层次过浅；②埋线断裂；③面部肌肉运动过多。发生埋线外露不要紧张，这不会造成严重的后遗症。早期发现外露的线头，可以在家中自行用消毒棉签消毒伤口周围，保持伤口清洁。如果线头周围的皮肤没有明显的红肿、疼痛，在消毒后，可以尝试自行用镊子把线头拔出。一旦发现线头周围的皮肤红肿、疼痛明显，或者自行拔出线头比较困难，应及时到医院就诊。手术医生将评估埋线外露的原因及外露程度，再进行相应的处理。线头拔除后，皮肤的开口会自然愈合，不会留下痕迹。

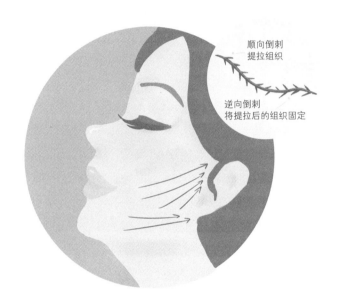

顺向倒刺
提拉组织

逆向倒刺
将提拉后的组织固定

㊾ 什么是超声刀？它的功效和安全性如何

超声刀其实不是刀，它是美国Ulthera公司的极线音波拉皮仪器，以超声波为能量源，利用其穿透性和可聚焦性作用于面部皮肤的脂肪层和浅筋膜层，产生65～70℃的瞬间高温，刺激深层胶原蛋白和弹性蛋白的再生，以达到提升下垂组织，抚平细小皱纹、颈纹和紧致塑形的效果。治疗后皮肤紧致可维持一年半左右的时间。超声刀治疗如果操作不当，会出现皮肤不良反应，如灼伤、起水疱、继发性色素沉着等，严重时还可出现瘢痕、面神经损伤等。用超声刀进行面部提升，切记安全第一，千万不要盲目相信非正规的美容机构宣传，选择价格低廉的山寨版超声刀，它不仅影响疗效，还会威胁到医疗安全。所以建议求美者一定要选择正规的医疗机构及有相应资质的专业医生进行操作。

50　什么是热玛吉？它的功效和安全性如何

热玛吉是一种射频发射机器，是专业的非手术紧肤、除皱、塑形设备。主要针对松弛及出现皱纹的皮肤，利用高能量的电波热能间接传导至皮肤层，让真皮层组织受热，产生即刻的收缩，刺激胶原蛋白增生，达到提升紧致松弛皮肤的效果。热玛吉共有三种探头，分别适用于面部、眼部和身体。面部探头可改善面颈部皮肤松弛、毛孔和质地；眼部探头则能提升眉毛和外眼角；身体探头可针对蝴蝶袖以及腹部、臀部和大腿部的松弛。如今医美市场同样充斥着各种各样的山寨版热玛吉，导致很多不良反应的发生，如灼伤、水疱、继发性色素沉着和瘢痕。因此，建议需要做热玛吉的求美者一定要选择正规的医疗机构及有相应资质的专业医生进行操作。

51　我今年40岁，感觉面部下垂，请问超声刀、热玛吉和线雕（埋线），哪个更合适

你的这种情况属于皮肤轻度老化，女性一般在30～40岁以后会由于岁月的流逝和重力的作用，造成支持皮肤的韧带支撑结构松弛、软组织萎缩、组织容量不足，使面部松弛和下垂。超声刀有提拉紧致的效果；热玛吉有紧致皮肤及减少脂肪层体积的作用；埋线则是利用带有锯齿的缝线提升下垂组织。如果面部脂肪较多、皮肤下垂或双下巴比较明显，建议选择超声刀；如果面部脂肪偏少、皮肤松弛、动态细纹明显、皮肤毛孔和质地需要改善，则建议选择热玛吉；而埋线提升不适合过胖或过瘦的人。当

然，超声刀或热玛吉结合埋线的组合会收到1＋1＞2的效果，但是建议一项治疗结束3个月后再做另外一项，这样会相对比较安全。

 52

我的肤色比较暗淡，想注射美白针，请问安全吗

"美白针"这个词是一种俗称，医学专业书上并没有这个词，对针剂中所含药物也没有标准的定义。据网络检索可以看到其中的主要成分是氨甲环酸，长期低剂量口服可以治疗黄褐斑，而对于其他色斑并没有效果。另外，谷胱甘肽和维生素C都有助于减少色素形成，但一般采用口服给药。而"美白针"是把这些药物混在一起，通过静脉输入体内。这种治疗方法还没有足够的临床实验依据，也没有临床应用大样本、长时间的观察数据。几种药物混合后，还要从静脉输入人体，是必须经过极为严格的实验和审核的，迄今为止，我国国家药品监督管理局还没有批准过任何美白针制剂，所以"美白针"疗法还不是一种科学的治疗方法，不可以随便尝试。

53

什么是融脂针？可以注射吗

融脂针内含有可以破坏脂肪细胞的制剂，比如卵磷脂等，可以将脂肪液化，通过体内代谢，将液化的脂肪吸收，主要用于处理一些小范围脂肪堆积。融脂针起源于20世纪90年代，小范围流行于欧美国家，尤其是一些欧洲国家的小诊所，大多数没有获得临床应用许可。就中国目前来看，国家药品监督管理局还没有批准任何一款融脂针的临床使用许可。也就是说，中国市场上的融脂针都是没有国家批文的，是不可以使用的。

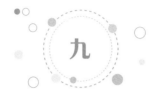

面部轮廓整形

1 我的脸型有一定的缺陷——颧骨有点外突，能否通过颧骨或颧弓整形术来矫正

这是比较典型的颧骨过高，可以通过手术矫正。颧骨降低术分为磨削降低和截骨降低两种术式。早期的颧骨降低术多以磨削为主，但这种术式存在磨削程度有限、不易控制颧部的自然弧度，以及无法实现颧弓缩窄等缺点，故现在的手术方式多采用截骨式。然而磨削降低术有其操作相对简单、骨愈合速度快等优点，对于轻度、单纯的颧骨过高，采用磨削降低术也可以达到理想的手术效果。另外，在颧骨截骨降低术后也需要配合一定程度的磨削，以达到控制颧骨弧度的目的。

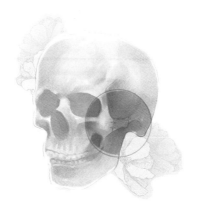

② **牙龈炎患者能否进行下颌角肥大的手术矫正**

牙龈炎是常见的口腔疾病，它的发生与口腔卫生情况不良有关。口腔是人体的细菌库，存在大量的厌氧菌，很多人都有轻微的牙龈炎症，最常见的症状为牙龈红肿和刷牙时牙龈出血，严重者甚至会出现牙龈自发性出血。对于下颌角成形术而言，由于手术需在口腔内操作完成，若不注意口腔的卫生状况，可能会引起术后感染。所以牙龈炎患者接受下颌角肥大矫正术时需先做抗感染治疗，待炎症情况改善后再进行手术，否则极易引起术后继发感染。

③ **下颌角肥大手术矫正后会不会留下后遗症？比如下颌骨关节疼痛，尤其是在下雨天**

下颌角成形术需要截骨，因此很多人担心会产生后遗症。而下雨天关节疼痛多见于风湿病，从中医理论上来说可能与阴虚及湿阻有关，并不是下颌角成形术的并发症。下颌角成形术一般在口腔内操作完成，其手术视野小且面部重要神经、血管丰富，因此对器械及技术、经验要求高，若操作不当可能会引起一定的并发症。短期并发症有术后出血、继发感染等。

暴力操作还可能造成意外骨折及关节损伤。当然，下颌角成形术也存在潜在的远期并发症，比如神经损伤、软组织松弛（多见于30岁以上的求美者）等，但多数可以通过精细的手术操作来避免。

我的脸很瘦，看起来下巴很尖，是做脂肪填充让脸看上去丰满一些好，还是直接把下巴做短些好

下巴的形态只有合乎比例才更符合当代审美要求。面部比例分为三停，三停又可分为大三停和小三停。大三停的一停是发缘点至眉间点，二停是眉间点至鼻下点，三停是鼻下点至颏下点，三者距离相等为美。小三停的一停是鼻底至口裂，二停是口裂至颏唇沟中点，三停是颏唇沟至颏下点，三者距离相等亦为美。另外，从侧面看下巴的最突点与鼻尖点的连线（审美平面）应经过下唇最突点前方1mm。所以根据以上的审美学标准，可以先仔细地评估下巴的高度及突度，再决定具体的手术方案。

做下颌角截除手术的时间长吗？手术后多久才能吃饭

下颌角成形术式分为单纯去下颌角、单纯劈除下颌骨外板和两者联合，另外还可以附加去除部分咬肌。所以根据术式的不同，手术时间也会不同。一般单纯去下颌角的时间会在2小时之内，而劈除下颌骨外板的时间略长些，若要再去除咬肌则时间会再长些。术后的恢复情况会因手术创伤大小、术后反应大小及个体差异而有所不同。一般手术第二天就可以进流质食物，术后1周拆线并开始进半流质食物，2周后可以吃米饭。值得注意的是，术后1个月内应加强张口训练，避免咀嚼硬物。

6 我脸比较大，有点方，老是把头发梳到前面盖着，很苦恼，想通过截骨手术整形可以吗

脸型比较方的情况比较多，可能存在颧骨、颧弓过宽或下颌角突出，还可能伴有颏部过短。你的问题涉及面中部和面下部，在医学上称为"方脸综合征"，很多患者都会使用头发来遮盖这些缺陷。要根本解决这些问题，就需要实施涉及面中部和面下部的面部轮廓修整成形术，包括颧骨颧弓缩窄术、下颌角成形术以及颏成形术。手术宜分次进行，单纯的颧骨颧弓缩窄术只解决面中部过宽的问题，可能会导致面中部与面下部比例失调，而达不到理想的效果。

7 我的颧骨比较低，可以垫高吗？用什么方法

因颧骨先天性发育畸形、外伤性凹陷畸形或颧骨疾病，如肿瘤术后的颧骨缺损等，均可造成低颧骨畸形，临床常表现为单侧或双侧面中部的凹陷性畸形。低颧骨畸形主要根据病因，颧骨低平、凹陷程度，选择合理的增高颧骨的手术方法来矫正畸形，以改善面貌外形。其增高手术的方法目前有两种：医用生物材料填充和骨移植。生物材料有硅胶、PTFE、Medpor 等；骨移植可选取髂骨、下颌骨外板等。手术切口可分为单纯口内切口、单纯口外切口和口内、外联合切口等。

8 我经常用右边的牙齿吃东西，造成右边脸比左边大，现在又发现下巴的左边比右边长，应该怎么办

这种情况治疗起来比较复杂，首先应检查造成这种情况的原因是否属于骨性畸形，是否同时伴有软组织的畸形。若是单纯的骨性畸形，应分析其累及哪些颅面骨，是否包括颧骨、上颌骨、下颌骨，以及程度如何，若

三者畸形都较为严重，则应进行手术矫正。可以将一侧颧骨减低，配合对侧颧骨增高。上颌骨截骨，以摆正上颌的颌平面；下颌骨截骨，以摆正下颌的颌平面。必要时还要进行颏成形术，以摆正颏部。若同时伴有软组织的畸形，还需要进行软组织的重建，主要通过医用生物材料填充和自体组织移植来实现。

⑨ 做颧骨手术和下颌角手术，是否会对面部神经造成损伤

颧骨手术及下颌角手术都是相对较为复杂的大手术，因为头面部有较多的神经、血管，在手术中可能会造成这些重要结构的损伤。由于手术方式和手术切口的不同，面神经损伤的可能性、损伤的性质和恢复的可能性均不同。口外入路若操作不当，容易造成面神经总干或下颌缘支的离断性损伤，主要表现为损伤面神经支配区域的表情肌瘫痪。如果发生，必须行面神经吻合术，否则面神经功能很难恢复。另外，手术中的牵拉或钳夹也可能造成面神经的暂时性麻痹，这种轻度损伤会在一定时间内自行恢复。

⑩ 想通过手术矫正颧骨突出的脸型，手术后需要多长时间恢复

颧骨降低术可以分为颧骨磨削降低术和截骨降低术。这两种术式都要进行一定程度的软组织剥离，术后会经历一定时期的肿胀，肿胀还可能会累及眼眶周围，严重者可能出现眶周淤肿；肿胀还可能累及上睑而造成睁眼困难。软组织的肿胀从术后第四天起逐渐消退，但完全消肿可能需要1个月。在术后2天内可以行术区冷敷，以收缩血管，减少术后出血和渗出。术后在绷带解开后可以行热敷，以活血化瘀，加快消肿。截骨降低术因还涉及骨折的愈合，所以完全恢复需要3个月，其间应尽量避免面部受到暴力压迫或打击。

⑪ 女性颧骨高真的不吉利吗

女性颧骨过高就会"克夫"是迷信的说法。亚洲人属于中等头型，颧骨过高不符合亚洲人的审美观。亚洲人的审美观认为，一个流畅的面型轮廓比较漂亮，而流畅的面型轮廓需要一个较低的颧骨及不突兀的下颌角。因此，在亚洲人中，颧骨降低术及下颌角成形术十分流行。其实，只要比例协调，并不一定要做这两项手术。对于欧洲人而言，他们属于长头型，高颧骨更符合他们的审美观，很多人都会去做颧骨增高术。若是按照高颧骨"克夫"的说法，很多欧洲女性都"克夫"，这显然是没有科学依据的。

⑫ 我的脸很方，如果做了面部改形手术，还会遗传给下一代吗

下一代的脸型与父母的脸型相近，这是遗传；而两者又不完全一样，这是变异。下一代的脸型会兼具遗传及变异的特点，这是遗传学的规律。下一代的脸型是会遗传父亲的脸型还是母亲的脸型呢？一般说来，遗传具

"特征性遗传"规律

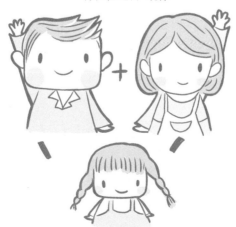

有"特征性遗传"的规律。例如，母亲下颌过方，父亲正常，那么过方的下颌更易于遗传给下一代；再如，父亲具有小下巴，母亲正常，那么小下巴更易于遗传给下一代。而在做了面部改形术后，由于基因未改变，原来的脸型仍会遗传给下一代。

⓭　我的脸比较圆，我想改成瓜子脸，可以做到吗

　　圆脸的改形具有一定的难度，很多改形手术会把大圆脸变成小圆脸。究其原因，很多圆脸是由于软组织（如皮下脂肪、肌肉）肥厚引起的，而单纯骨骼的改形术难以达到预期的脸型改变。对于这种脸型的修整，为了达到理想的效果，常常需要采取综合的手段。通过骨骼的改形（如下颌角成形术、颏成形术）、面部抽脂术、颊脂垫摘除术等多种手段，可以实现从圆脸到瓜子脸的转变。经过这样的综合手段，其效果应该是比较明显的。

⓮　做完颧骨手术恢复以后，从外边触摸会不会感觉到手术的痕迹

　　颧骨过高可以通过手术来改善。颧骨降低术可以分为磨削降低和截骨降低两种术式。部分患者行颧弓截骨降低术，术中将颧弓截断后向内压入，然后使用钛板重新固定，这种手术方法术后如果仔细触摸，可能会感觉到轻度的不平整。如采用颧骨截骨降低术，颧骨的连续性中断，两侧骨断端重新对合，也可能会形成骨台阶，较低的骨台阶隔着软组织无法从口外触及，而且经过一定时间能自行吸收改建；若骨台阶较高，隔着皮肤及皮下组织可以感觉到，吸收改建的时间也较长。如采用颧骨磨削术，因不存在截骨及骨断端对接，就不存在骨台阶，也不会从口外触及手术痕迹。

15 听说做了颧骨截骨整形后容易骨折，是否确有其事

截骨降低术通过去除颧骨内侧的一小块骨片，同时在颧弓处形成不完全骨折，达到颧骨颧弓复合体的内收下降，以此来实现颧骨降低的目的。另一种手术方法是在颧骨的部位形成不完全骨折，而在颧弓的部位完全截断并内收固定，达到颧弓降低的效果。无论哪种方法，都会产生两个骨折区，其整个愈合过程会相对较长，一般需要3个月。在这3个月中，由于骨折区未完全愈合，如遇到暴力或挤压，颧骨会比平时容易骨折；但3个月后，等骨折区完全愈合后，颧骨的抗骨折强度就完全正常了。

16 我脸下部很宽，我想做成某个偶像的脸型可以吗？要住院吗

首先需要强调一点，整形手术不是魔术或克隆术，不能以某人为范本而随意制作，如果希望自己整形后成为某一个偶像或明星，可能永远会对整形结果感到失望。面下部较宽的整形可以选择面部吸脂、肉毒毒素注射缩小咬肌或者下颌角缩小手术，治疗后面下部会明显缩小，但这种变化是建立在自己原有的基础上，就是比自己以前的脸小。面部吸脂和注射法缩小咬肌是小手术，一般不需要住院；而下颌角整形术属于创伤相对较大的手术，需要住院，而且术前需要做身体的全面检查，符合要求才能进行手术。因手术切口在口腔内，术后要保持口腔清洁，吃东西后用漱口水漱口，7～10天拆线。手术后早期面部肿胀较为明显，半个月后基本可以正常工作和学习，半年左右效果趋于稳定。

17 我的颧骨很高，人家都说我看上去很凶，我想做截骨手术，会有不良反应吗

颧骨高会显得线条硬朗，对于女性就不太合适，想让面部看起来柔和

些，可以通过颧骨磨骨或颧弓截断等手术改善脸型。此手术属于较大的面部手术，创伤比较大。手术都是有风险的，但现在手术技术已经很成熟，对医生来说也是很常规的整形手术了，只要到正规医院选择有资质的医生操作，还是很安全的。手术要避开月经期，全身检查一切正常才能进行手术。术后住院观察1周左右即可出院，术后2周左右肿胀大部分消退，对工作和生活也没有太大影响了。术后3个月左右就会显现出来较好的效果，半年左右组织的修复和最终效果基本稳定。

18 **我的左右脸下颌骨明显不对称，而且因为吃东西比较用劲导致咬肌也较肥厚，该怎么治疗**

解决这个问题首先要搞清楚下颌不对称是由骨骼不对称、肌肉不对称还是两者兼有造成的，搞清楚问题所在就可以进行对症处理。可以进行X线摄片或三维CT检查。若是由骨骼不对称造成的，可以通过下颌角手术（磨削或截骨）来改善外形。若是由肌肉肥大引起的，可以通过注射肉毒毒素来解决，严重的可以通过手术切除。若是两者兼有的，则应同时解决以上两个问题，一般通过手术来完成。此手术一般在口腔内操作完成，因其视野小，面部重要神经、血管丰富，对器械及技术经验要求高，若操作不当可能会引起一定的并发症，但多数可以通过精细的手术操作来避免。

19 **我从10多岁开始，左脸的下半部就停止生长了，瘦得跟皮包骨头似的，像我这样的情况是什么毛病？能整形吗**

从你描述的症状来看，非常符合半侧颜面萎缩的临床表现。这种病的病因至今不明，它常常表现为一侧面部皮肤色素沉着，皮下脂肪萎缩，严重时肌肉和骨骼也会发生萎缩，但皮肤的感觉和肌肉运动常常不受影响。这种病严重影响面形，需要用移植材料来填充萎缩的组织。移植物可以选择自体组织如脂肪颗粒、真皮或皮下和肌肉组织，也可以选用人造材料如皮肤填充剂、硅胶、PTFE 和 Medpor 等。较轻的缺损只需注射自体脂肪或皮肤填充剂即可；如果缺损很大，就需要手术植入大块的自体组织或人造材料，有时还要结合手术和注射自体脂肪两种方法，以达到更加逼真的效果。

⑳ 什么是骨延长术？有什么优点？适用于治疗什么疾病

骨延长术又称"牵张成骨术"，是通过外科手术将骨体离断后安装一个功能性的延长装置，在新骨成长的同时逐渐分离两侧断端，可以在血管化的骨痂组织中形成新骨，从而延长骨的长度。该技术是利用骨的自身愈合能力来增加骨量的一种方法，其最显著的优点是避免了植骨和供区的损伤，也避免了由此带来的一系列并发症，同时它还有在延长骨组织的同时延长软组织、保持原有组织的生物学性状等优点。当然，这种技术也存在疗程较长，佩戴牵张装置期间患者生活、工作不方便等缺点。目前临床上主要应用于矫治严重的上颌骨发育不足、下颌骨发育不足及大范围骨缺损的整复等。

㉑ 我的脸比较圆，是否可以通过去除颊脂垫达到瘦脸的效果

面部轮廓的构成除了内部的骨支架外，外层主要由各种软组织包裹，包括肌肉、脂肪团块、筋膜、皮下脂肪和皮肤等。在面部颧突的下方、颊肌的外侧、酒窝位置的稍后方，有一个脂肪团块叫作"颊脂垫"，体积只有一个小核桃那么大，其大小与人的胖瘦无关，质量比较恒定，约8g。由于颊脂垫的存在，使面部显得圆润和饱满。但对一些圆脸的朋友来说，颊脂垫就更增加了面中部的外突，因此可以考虑手术去除。颊脂垫内的脂肪组织比较疏松，极少有纤维性间隔，通过口腔内的小切口可以很容易将其成团取出。颊脂垫取出后，能使过分饱满的面中部显得消瘦一些。术后常规服用抗生素5～7天，忌饮酒及食用辛辣等刺激性食物，餐后用消毒药水漱口。

 听说最近很流行打"瘦脸针"，真的有这种针吗

先来做一个小实验，把你的双手贴在脸上做双手托腮状，同时咬紧牙关，这时你的手掌就能感觉到两颊发硬的肌肉，这在医学上称为"咬肌"，其主要作用是咀嚼食物。如果咬肌比较发达或肥大，脸庞就会显得宽一些。以前，医生通过手术方法切除咬肌，医患双方必须共同面对出血、疼痛、血肿等风险。所谓"瘦脸针"，其实就是肉毒毒素，它能阻断神经和肌肉之间的联系，使咬肌瘫痪而逐渐萎缩，就像长期卧床的人腿部肌肉会渐渐萎缩一样。注射肉毒毒素后3天即可感到咬合力下降，1个月后就会发现肌肉缩小，要想保持长久的效果，6个月后还要重复注射。注射肉毒毒素安全性较高，一般每次注射100～200U，不会造成全身不良反应。

 我觉得脸上有一对酒窝非常好看，酒窝能通过整形做出来吗

的确，一对酒窝会给女性平添几分妩媚，一颦一笑之间，魅力倍增。从医学角度来看，酒窝形成的原理是面肌与皮肤之间有纤维条索带联系。人们微笑时表情肌的收缩带动其附着处的皮肤向内牵拉，于是就出现了酒窝。酒窝成形术的方法是：从口内做一小切口，用缝线在合适的位置缝合一针，将表情肌与皮肤做一个人工粘连，这样，一对漂亮的酒窝就诞生了。需要说明的是，和其他整形手术一样，人造酒窝从手术到自然需要数月的恢复期。早期的酒窝会凹得比较生硬，即使不笑的时候也会显现出来，需要几个月之后才会渐渐自然起来。酒窝成形术后需注意口腔卫生，进食后应漱口，防止伤口感染。特别要提醒的是，术后应忌食麻辣烫、火锅等，否则会导致伤口感染，造成功亏一篑。

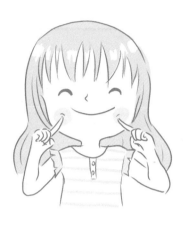

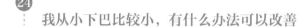

24 **我从小下巴比较小，有什么办法可以改善**

　　下巴短小的程度不一样，其治疗方法也是不一样的。对于那些下巴只是略微短一点的求美者，可以通过注射填充剂比如玻尿酸来解决问题，其优点是简单方便，缺点则是维持时间短，大约1年会被吸收，需要再次注射。对于下巴短缩距离为5～10mm的求美者，仅仅注射难以达到矫正的效果，建议做假体植入，手术相对注射就要麻烦一点了，不过也是门诊手术，可以在局部麻醉下手术，术后就可以回家。对于下巴短缩距离过大或者同时合并偏斜等情况时，植入假体不足以修复，可以考虑做卜巴截骨成形手术，效果也会更好，但花费和创伤相对前面的治疗方法都要大。究竟用哪种方法，须到医院就诊，根据情况和医生一起商议。

25 **我之前做过假体隆颏，总觉得下巴两边有凹陷，这个有办法改善吗**

　　这种情况在临床上并不少见，其主要原因是假体和周围的组织衔接不好，还可能有其他的因素。首先，可能是求美者的下巴术前就比较短小，这种情况本身并不适合做假体隆颏（下巴），如果强行植入假体就会出现凹陷，对于这种求美者，建议还是取出假体然后做截骨成形手术比较好。其次，可能是手术医生植入的假体厚度过大，又没有雕刻好假体边缘，也有可能是手术过程中剥离的范围不够导致假体卷曲，这种情况短期内可以取出假体重新雕刻再植入，时间久了就只能取出再换个假体重新植入。当然，对于一些不是很严重的凹陷，也可以通过玻尿酸或者脂肪进行修饰性注射，让假体边缘和周围组织的衔接更顺畅，也可以比较好地解决问题。

 我的脸左右很不对称，怎么办

严格来讲，每个人的左右脸都不是绝对对称的，在自己可以接受的情况下，轻微的不对称并不需要处理。当然对于不对称比较严重的求美者，还是需要整形手术来纠正的，手术的方法也是根据不对称的发生原因与情况个性化定制的。首先，对于单纯的软组织不对称的患者，比如轻度的半面萎缩，只需要做一些软组织的填充，如应用玻尿酸、自体脂肪等就可以了。其次，对于一些因为骨发育导致的不对称，则需要采取截骨手术或者硬组织材料填充手术了。最后，对于一些复杂的面部不对称患者，如中重度半面萎缩、半面短小症、幼年出现的颞下颌关节紊乱等，往往同时存在骨和软组织的不对称，就需要分期进行骨和软组织的手术来解决问题，而且治疗周期往往也比较长。

 什么是自体脂肪移植术？它的功效和安全性如何

自体脂肪移植术，是指通过抽吸和注射的方法，将身体内的脂肪从一个部位移植到另一个部位，从而达到改变面部或身体轮廓的手术方法。脂肪一般都取自皮下脂肪较厚的部位，如腹部、臀部、大腿或上臂等，用负压吸脂的方法将脂肪吸出，经过处理后得到纯净的颗粒脂肪，再注射移植到组织凹陷或需要增加软组织量的区域内。自体脂肪移植能填充面部凹陷、改善软组织不足或下垂，能达到极佳的面形改善和面部年轻化效果。自体脂肪移植来源充足、操作简便、无排斥反应、移植脂肪可长期成活。此外，相对于人工合成的软组织填充剂如玻尿酸，自体脂肪移植还有明显的性价比优势。

28 什么是纳米脂肪？它的功效如何

纳米脂肪（nanofat）是指颗粒特别细小的脂肪，又被称作微粒脂肪（microfat），其大小并非小到纳米级别，只是比平时移植的颗粒脂肪更细小一些。它们和玻尿酸一样，可以通过小号针头进行注射，用于填充细小的面部皱纹，使其平整、细致，减少高低不平的情况。对于一些玻尿酸不宜注射的部位，比如眼周细纹、颈纹等，同样可以起到很好的治疗效果。除了填充作用以外，由于微粒脂肪内含有更多的脂肪干细胞，所以在移植后还能改善填充部位的细胞外环境，起到调整组织生物活性的效果。除此之外，更多的调整组织作用正在被开发，比如改善皮肤质地、治疗痤疮瘢痕等，但远没有被充分认知。

29 自体脂肪移植术后，效果是永久性的吗？需要多次治疗吗

自体脂肪移植是指将自己身体上的脂肪从一个地方移植到另一个地方，是整形外科典型的"拆东墙，补西墙"的方法。脂肪细胞离开原来生存的供区，被注射到受区后，要成为同原来一样的脂肪，需要一个艰难的过程，一部分细胞会失活坏死，被身体清除掉，剩下的活性脂肪细胞逐渐建立血运而成活下来，可以达到持久的效果。影响脂肪成活的因素有很

多，比如感染、供区位置、移植部位的微环境和移植的层次等。大约术后
6个月以后，移植的脂肪体积趋于稳定，会随着供区细胞的生长而生长。
由于移植后只有部分脂肪细胞长期成活，因此往往需要几次填充才能达到
理想的结果。

30 几年前在工作室注射了生长因子，现在下巴越来越大了，怎么办

生长因子并不是填充剂，这种制剂是不能注射到体内的，它只是一类
蛋白质，负责对组织发出"生长"的信号，让组织快速生长。生长因子好
比是发令枪，枪响后组织内的各类细胞得到指令，开始快速地生长，使整
个组织快速增生。生长因子在医疗上常用于创面治疗，外用在创面上，可
以促进创面愈合，而皮肤愈合之后，组织生长就自动停止了。如果生长因
子注射到体内，组织生长缺乏停止的信号，会导致持续生长，就像你的下
巴一样，越来越大，造成很大的麻烦。建议到正规的医疗机构面诊，可能
需要手术整形。

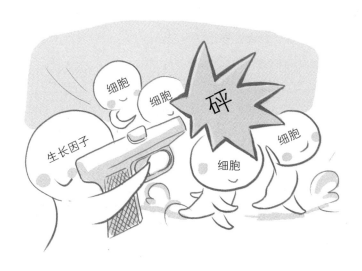

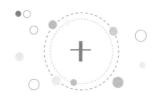

瘢痕、血管瘤和体表肿瘤

1 什么情况属于瘢痕体质？产生突起瘢痕的都属于瘢痕体质吗

任何部位的皮肤只要损伤达到真皮深层，愈合后就会留下瘢痕，哪怕很小的划伤也是。早期的瘢痕都会有红、肿、痛、痒等现象，但是随着时间的推移，3～6个月之后瘢痕会慢慢变平，颜色会逐渐消退，整个瘢痕就变得不明显了。如果瘢痕长期不退，反而更红、更大，就可能属于病理性瘢痕了。病理性瘢痕的形成与多种因素有关，个体是否容易产生瘢痕（即瘢痕体质）只是内因的一种，还与种族、皮肤色素、代谢状态、受伤部位、感染与否等多种因素有关。个别人由于体质因素，轻微的创伤即可产生明显的瘢痕增生甚至瘢痕疙瘩，在排除其他因素的影响之后，方可考虑为瘢痕体质。

我女儿2岁了，3个月前她摔伤了额头，缝了3针，现在有一道红色的隆起，以后会不会消失？现在有什么好办法吗

瘢痕的发展可以分为三个时期，即增生期、减退期和成熟期。增生期一般在瘢痕形成后的1～3个月，部分为半年，少数迁延至1～2年，个别可持续数年。此期瘢痕增生活跃，不断增高、充血，颜色鲜红或紫红，均有不同程度的痒痛症状，是整个瘢痕发展过程中最明显的时期。你的女儿正处于此期，瘢痕组织增生明显，不宜手术治疗，应以保守治疗为主。现在可以使用一些抗瘢痕药膏或抗瘢痕硅胶膜先控制一下，如果增生严重，可以注射少量激素加以抑制。等瘢痕到减退期或成熟期再采取进一步的治疗，比如手术或磨削等。小孩的瘢痕一般消退比较快，等长大了会变得更不明显，请你耐心等待。

3 5年前我的胸部长了一颗米粒大的疖子，后来留下了瘢痕，这几年越长越大，像蘑菇一样，又痒又痛，怎么办

根据你提供的情况，这种瘢痕属于瘢痕疙瘩的可能性较大。这是一种特殊的病理性瘢痕，可采取手术切除＋放射治疗或激素注射治疗，若单纯采用手术切除很容易复发。病理性瘢痕主要有增生性瘢痕与瘢痕疙瘩两种，由于治疗方法及预后完全不同，因此必须加以区别。两者的临床表现和病理学变化比较相似，目前较公认的观点是当增生性瘢痕的病变超过受损范围时称为瘢痕疙瘩，没有超过受损范围时则为增生性瘢痕。瘢痕疙瘩具有以下特征：①瘢痕部位无明显创伤；②侵入周围正常皮肤；③持续增生；④具有复发性；⑤有好发部位。增生性瘢痕可以使用手术切除配合一些术后的抗瘢痕治疗，而瘢痕疙瘩一般不建议单独使用手术治疗。

④

我脸上几乎布满了粉刺愈合后留下的小凹坑，而且毛孔也很粗大，应采用什么方法治疗

对于痘坑，主要的治疗思路有针对组织凹凸不平进行磨削、针对萎缩性瘢痕进行刺激组织再生这两种。目前有很多相应的治疗方法。传统的方法有微晶磨削、微针导入，目前较普遍的方法有二氧化碳点阵激光、点阵铒激光、黄金微针、非剥脱点阵激光，比较新的还有皮秒激光的focus模式治疗。黄金微针和非剥脱点阵激光恢复期短，创伤较小，不影响日常工作；二氧化碳点阵激光治疗后会有一段红斑和结痂的时间，对于护理要求稍高一些，但相应的治疗效果也会更好；皮秒激光的focus模式是最新的一种技术，创伤最小，但还不是非常普及。你可以根据你的需要和时间安排来进行选择。

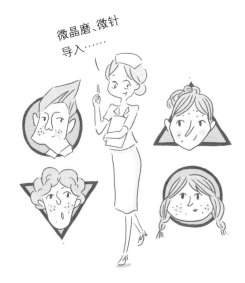

微晶磨、微针
导入……

⑤

我孩子小时候脖子被滚热的油烫伤后，留下了严重的瘢痕，下巴和前胸都粘在了一起，头也抬不起来，该怎么办

你孩子的病情在医学上称为"瘢痕性的颈胸粘连"，其程度可以分为轻、中、重三种。轻度的颈胸粘连一般对颈部后仰没有影响；中度粘连使颈部后仰受到限制；重度粘连不但颈后仰明显受限，还会引起口唇外翻、流涎、鼻翼牵拉等。这类患者需要及时手术治疗，以免引起发育异常。具体的手术方法有多种，一般以瘢痕松解、切除后植皮或者扩张器治疗为主。你的孩子属于重度颈胸粘连，需要多次住院手术，植皮手术后还要坚持日夜佩戴颈托 3 个月以上，以免复发。

⑥　被开水烫伤后应该怎么紧急救护

被开水烫伤后，最为简单有效的急救就是用大量的流水冲洗降温，并持续 20 分钟左右。在冲洗的过程中应该注意流水冲洗的力量不宜过大，要尽量保持烫伤后水疱皮的完整性。如有衣物，应予以剪除，以免在脱衣服的过程中破坏水疱皮的完整性。创面不要自行涂用各种"消毒药水"，特别是有颜色的"红药水"或者"紫药水"，甚至是用酱油等涂抹，以免影响医生对烫伤严重程度和深度的判断。经过上述简单处理后，使用冰袋冷敷创面止痛，然后立刻到专科医院或烧伤整形科就诊。

⑦　我被油烫伤了，达到深Ⅱ度，现在正在愈合过程中，以后会产生瘢痕吗？有没有能消除瘢痕的药物

深Ⅱ度烫伤属于深度烫伤之一，愈合后肯定会留下不同程度的瘢痕。各种治疗方法都只能恢复功能或者改善瘢痕，还没有一种方法可以将瘢痕完全去除掉，因为瘢痕的形成是创面愈合的结果，没有瘢痕的形成就没有创面的愈合。至于可以将瘢痕完全去掉的药物广告多数是夸大宣传，这是违反科学规律的。但是，同样是深度烫伤，后期治疗的好坏会直接影响到愈合后的外形，如果处理得当，遗留下的瘢痕会不明显，反之就可能产生高高隆起的明显瘢痕。瘢痕通常要经过半年到一年的时间才能稳定，在此期间还可以使用一些抗瘢痕的药物进行治疗，这将有助于瘢痕的软化和缩小。

⑧ 我父亲小腿上有一块瘢痕已有30年了，最近1年多一直溃烂，该怎么处理

你父亲的情况需要尽快就医，以明确诊断并及时治疗。比较大的可能性有两种：一种是你父亲患有糖尿病，从而导致下肢的血管病变，皮肤表面的瘢痕破溃后就不易愈合。这种情况需要在治疗糖尿病的同时，对溃烂部位进行换药和治疗，必要时可以植皮。另一种可能是瘢痕产生恶变。年龄较大的患者，如果瘢痕长期溃烂不愈合，就要考虑恶变的可能，医学上称为"瘢痕癌"，属于鳞状细胞癌的一种。这种情况就需要进行手术治疗，彻底切除病变组织，并采取进一步的治疗手段，如放疗、化疗等。但你也不必过于担心，即使是瘢痕癌，病变的恶性程度通常也不会太高，治疗的效果一般较为理想。

⑨ 我的手背被油烫伤，有什么办法可以预防瘢痕增生

皮肤由表皮、真皮和皮下组织构成。真皮组织中含有丰富的胶原，任何原因导致真皮深层的胶原损伤就会产生瘢痕愈合。根据皮肤烧伤的程度，将烧伤分为Ⅰ度、浅Ⅱ度、深Ⅱ度和Ⅲ度。深Ⅱ度烧伤由于累及真皮的深层，因此伤口愈合后就会产生瘢痕。目前针对烧伤后预防瘢痕增生的主要方法有：①使用抑制瘢痕生长的外用药物，如积雪苷、康瑞保软膏等；②使用硅胶抗瘢痕贴膜，如瘢痕贴、美皮护等；③压迫疗法，这是最为有效、实用且又简单经济的方法。压迫疗法要持久，即保证压迫的持续性，每天坚持压迫22小时以上，而且需要持续6～12个月或更长。上述原则可以概括为"一早、二紧、三持久"。实施压迫的材料包括热塑夹板、弹力绷带、弹力衣裤等。

10 **我孩子现在1个月大，在出生10天时他脸上出现了一个针尖大小的红点，之后越来越大，已经有一个硬币大小了，这是什么病**

你的孩子可能患了婴幼儿毛细血管瘤。这种毛细血管瘤一般都是出生后10天左右发现，任何部位都可能出现，病灶颜色为红色并且迅速增大。婴幼儿毛细血管瘤的发展有三个过程：8个月以前都可能继续增生，此为增生期；1～1.5岁的时候瘤体处于静止状态，此为稳定期；从2岁开始，大部分患者进入消退期，5岁以内大约一半的毛细血管瘤可自行消退。毛细血管瘤增生的最后体积因人而异，部分病灶会停止增大，而有些病灶会持续增生甚至长到半个脸的大小。目前医学上还没有办法对毛细血管瘤的进展进行预测。如果发现孩子的瘤体增长迅速，建议你尽早带孩子到医院就诊，以便及时进行治疗。

11 **我孩子被诊断为"婴幼儿血管瘤"，最近明显增大，应该如何治疗**

体积较小的单发颗粒状婴幼儿毛细血管瘤可以选用的治疗方法比较多，比如外用或口服β受体阻滞剂、局部注射激素和平阳霉素、YAG激光或染料激光（585nm或595nm）凝固等，这些方法都可以抑制毛细血管瘤的增长，有时还能够达到基本治愈的效果。手术切除是最彻底的治疗方法，但是会留下手术瘢痕，如果瘤体位于面部以外的部位，可以考虑手术切除。对于一些位于重要部位（如眼周、鼻尖、生殖器等）的较大的血管瘤，无法使用上述各种方法治疗的，在2周岁以前可以通过外用或口服β受体阻滞剂进行治疗。如患儿因毛细血管瘤出现心血管系统反应时，可以使用干扰素治疗。冷冻和大剂量的核素治疗容易留下瘢痕，一般不推荐使用。你可以尽早带孩子到医院就诊，以确定合适的治疗方法。

12 我孩子面部有一个毛细血管瘤，已经用平阳霉素注射治疗1个月，现在肿瘤不再生长了，但是也没见消退，这是怎么回事

目前所有针对增生期毛细血管瘤治疗的目的都是抑制瘤体的进一步增长。因为这些手段本身也可以使正常组织有所损伤，所以如果要使瘤体完全消退，往往会同时造成正常组织的破坏。平阳霉素的治疗原理也是抑制血管瘤内的细胞增生，如果治疗过度，会造成局部的组织缺损。你的孩子通过注射平阳霉素已经达到控制瘤体生长的目的了，接下去的治疗应该安排在稳定期或者是消退期以后，可以选择使用激光或者是手术对瘤体进行进一步的治疗。如果你发现毛细血管瘤又出现迅速增长，就要及时到医院进行复诊。

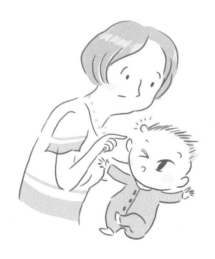

13 我自幼脸上就有一个青紫色的包块，后来慢慢长大。这个包块摸上去很软，低头的时候肿胀得更大，有时还会疼痛，这是什么病

根据你描述的症状，这很可能是面颊部的静脉畸形，以前在医学上叫作"海绵状血管瘤"。静脉畸形可以出现在人体的任何部位，头面部更多

见一些，是由于静脉的异常增多和扩张引起的。低头位肿块增大是该疾病的一个重要临床特点，如果还可以用针筒抽出静脉血，基本可以确诊。B超和磁共振成像（MRI）也有助于该疾病的诊断。静脉畸形病灶内静脉血流缓慢，有时会形成颗粒状的静脉石，甚至可以从皮肤外面摸到黄豆大的"石头"，这些静脉石刺激或堵塞血管就会引起疼痛。一般来说，静脉畸形都需要进行手术或介入注射治疗。

⓮ 我的面颊部有一个包块，当地医生诊断为"海绵状血管瘤"，并且要我住院手术切除，这个病会遗传给下一代吗

目前，海绵状血管瘤的诊断已经修改为静脉畸形，因为它的本质是静脉的异常扩张。该疾病的发病原因至今仍不清楚，和遗传关系不大，对你今后的生育不会有影响，但病灶会逐渐增大。较小的静脉畸形可以不做任何处理，如明确可以回抽出静脉血的病灶，可选择无水乙醇和平阳霉素联合注射治疗，使瘤体硬化，大部分静脉畸形通过数次的注射都可以取得较好的治疗效果。对于一些范围比较明确、位于头面部以外的病灶，也可以进行手术切除治疗。头面部及口腔内的静脉畸形治疗比较困难，YAG激光对病灶表面进行凝固或插入式激光进行瘤体内照射是比较好的选择，还有使用铜针插入并留置在瘤体内，通过正负电荷效应使瘤体逐渐萎缩的报道。

⓯ 我出生时面部就有一个肿块，后来越来越大，肿块部位的皮肤温度很高，整个肿块有点发紫而且表面的血管都有扩张，这是什么病

根据你的描述，这很可能是先天性动静脉畸形，以前医学上称之为"蔓状血管瘤"。这种先天性血管畸形主要表现为静脉和动脉间不通过毛细血管连接而直接相通。随着年龄的增大，尤其是在发育期和女性的妊娠期，新陈代谢加快，组织快速增生，病灶会出现明显的扩张。该疾病的诊断主要是通过数字减影血管造影（DSA）进行检查。对于早期的动静脉畸形，可以进行介入治疗，即在DSA的监控下，将一条很细的导管从大腿根部的血管插入，一直到达病灶，然后通过导管注射生物胶或者颗粒状物质，把病灶里的大血管堵塞，从而减小瘤体。对于已经出现皮肤破溃的患者，还是应该在介入治疗的基础上进行手术切除。随着技术的进步，相信以后介入治疗可以解决绝大部分的动静脉畸形。

血管瘤是什么？红胎记是血管瘤吗

我们时常会在一些儿童或成年人皮肤表面看到各种形态的红色或蓝紫色斑块或肿物，这是由于人体浅表的血管或淋巴管病变导致的，但并不是所有这类病灶都能称为"血管瘤"。血管瘤只是脉管性疾病中的一类，以血管内皮细胞增殖为特点，其中最常见的是婴幼儿血管瘤，是发生于婴幼儿的良性肿瘤，发病率高达10%，一般会自行消退，但成年后可能留有痕迹。另一类是脉管畸形，比如静脉畸形（旧称海绵状血管瘤）、动静脉畸形（旧称蔓状血管瘤）、淋巴管畸形（旧称淋巴管瘤），会逐渐长大。平时说的"红胎记"其实是一种毛细血管畸形，并不是血管瘤，不会持续长大，但也不会自行消退。

孩子长了血管瘤，和妈妈孕期的饮食有关吗？有什么方法可以预防这种疾病

家族病和遗传病是两个完全不同的概念，虽然发生婴幼儿血管瘤的婴儿中约10%有家族史（即家族中还有其他患相同疾病的亲戚），但它并不是一种遗传病。目前尚未明确某种食物或药物可导致血管瘤，同时也不清

楚与母体妊娠时的行为有何种关联。目前研究认为可能与胎儿内皮基细胞向内皮细胞转变时发生基因突变有关，而突变的原因尚不能解释清楚。因此，孩子患有血管瘤，爸爸妈妈们无须感到内疚、羞愧，它是良性肿瘤，在现阶段仍是无法预测、无法预防的。可以考虑适度的治疗，如果过度治疗，反而有可能造成不良的后果。

⑱ 血管瘤听起来好可怕，是不是一旦破了就会大出血

大众之所以有这种概念，可能还是长期以来概念混淆的缘故。与脑外科的"颅内动脉瘤"、普通外科的"主动脉瘤"这类危及生命的血管的"瘤"有所不同（根据如今的诊断标准，这些"瘤"也都不是瘤，而是血管的畸形），生长在体表的血管瘤虽然可能出现自发性或外伤后的破溃，但一般不会出现血流不止的情况。血管瘤在快速生长期可能出现自发性溃疡，表现为瘤体中央出现伤口，糜烂，甚至渗水流脓，但少有流血不止。可以通过局部换药或激光照射，或者口服药物促进溃疡愈合。一旦出现出血，大多可以通过局部按压来止血，少数特殊部位（如咽喉内、颈部等）的出血难以进行压迫的，需要及时就医。

⑲ 婴幼儿血管瘤会影响生长发育吗

大多数婴幼儿血管瘤患儿病情属于较轻的类型，不会影响正常的生长发育，但也有少数不幸的孩子会由于瘤体过大或瘤体生长部位特殊（如眼周、耳道内、咽喉旁、肛门口等部位），从而影响呼吸和视力或听力的发育，甚至可能伴随其他严重疾病或综合征（如PHACE综合征）。患儿出生后，瘤体通常会有一个迅速生长的时期，在此过程中，有可能会出现一些并发症，包括皮肤溃疡导致出血或感染、重要器官功能的损害（如压迫眼球、长期遮挡视线导致弱视，堵塞耳道影响听力等），毁损容貌，更少见

的可造成心衰。如果血管瘤影响呼吸、听力、视力或者进食，必须马上看医生。

20 邻居阿姨说我宝宝的血管瘤不用管它，长大后就会消失，是这样吗

邻居阿姨的说法有一定的道理，但不全面。这个说法成立的前提是你的宝宝的确患的是"婴幼儿血管瘤"，而非其他的血管瘤。婴幼儿血管瘤是一种自限性疾病，大部分会自行消退。但在消退前（一般1岁以内），瘤体会从不可见或极微小的红斑发展到鲜红的"草莓"状肿块，甚至更严重。长势之迅猛，使不少家长将之描述为"几乎每天都能见到瘤子变大了"。如果此时不去管它，任其发展，极有可能在进入消退期前达到难以控制的程度或发生并发症。即使开始消退了，也可能留下难以复原的畸形。所以，对于长在脸上、体积特别大、生长速度特别快的瘤子，还真不能不管它，必须尽早治疗，不然等它消退后容貌也毁损了。

21 孩子满月了，最近血管瘤一下子大了好多，该怎么办？什么时候是治疗的最佳时机

宝宝的血管瘤显然正处于增殖初期，应该就诊。作为家长，如果孩子患有血管瘤并出现以下情况，必须及时就诊：①长得过快，发现瘤体迅速增大；②长得过多，身上有多处血管瘤病灶；③长得过大，大血管瘤可伴出血、感染和溃疡；④血管瘤危及患者生命机能，如影响进食、呼吸、吞咽、听力或视力、排泄或运动功能等；⑤血管瘤伴血小板减少综合征（Kasabach-Merritt综合征）。难以决断时可以交给医生判断，专业的血管瘤专科医生会根据孩子的具体情况来甄别及制订治疗方案。在血管瘤的治疗中，家长们必须建立起长期治疗、序列治疗的观念，遵照医嘱及

时复诊，能够最大限度地帮助医生判断病情变化和疗效，制订后续的治疗方案。

 血管瘤宝宝需要做哪些检查？孩子太小了无法配合检查怎么办

绝大多数的婴幼儿血管瘤通过询问病史和体格检查就能确诊，特殊情况下需要与某些脉管畸形和其他血管肿瘤鉴别，比如静脉畸形、淋巴管畸形、化脓性肉芽肿等。有时，除了B超外，医生可能会做一些进一步的检查，比如针刺病灶观察出血情况，行CT或MRI检查来确定病灶性质。如果怀疑恶性血管肿瘤，原则上必须要进行局部组织活检，这是诊断血管瘤类型的金标准。确诊后还需对患儿进行一些评估检查，如心电图、B超和抽血化验等，用于评价其对治疗的耐受性以及疗效观察。为了保证检查结果的准确性，可以先用精确剂量的水合氯醛溶液灌肠或混在奶水中让孩子喝下，使他们在检查中保持镇静。

 婴幼儿血管瘤到底是不治疗好还是早治疗好

随着医学人文理念的发展，相对于以往的消极等待观察，对婴幼儿血管瘤的治疗观念已经有了一些变化。一方面，有些颜面部的血管瘤严重影响外貌，而消退过程太过漫长，跨越了儿童心理成长的关键阶段，为保护孩子的心理健康，在增殖期给予干预治疗是有好处的。另一方面，对于某些体积大、进展快的血管瘤来说，自然消退并非意味着完全消失，仍会留下许多难以弥补的缺憾，比如瘢痕、红血丝等。因此，尽早治疗，控制瘤体的生长速度，促进消退，对于减少并发症、减轻消退痕迹十分有益，但也要防止过度治疗。在家长密切观察的前提下，对于生长在躯干、四肢等较隐蔽部位，对功能无明显影响的小体积的婴幼儿血管瘤，等待观察也不失为佳选。

㉔
婴幼儿血管瘤有哪些治疗方法？哪种方法最好

每个患者的病情都有各自的特点，就治疗而言，没有最好，只有最适合。婴幼儿血管瘤的治疗方法很多，主要包括药物治疗、手术切除以及激光照射，各种方法都有其适应的人群。药物治疗主要通过口服、外敷或局部注射的方式给药，大多数患儿可以通过药物治疗达到良好的效果。但手术治疗依然占有重要的地位，尤其在血管瘤消退后的畸形整复中具有不可替代的作用，这也是很多整形外科医生从事血管瘤治疗的原因之一。激光用于治疗血管性疾病已有数十年的历史了，其原理是利用特定波长的激光对血管内血红蛋白的选择性光热作用来封闭血管，由于穿透深度有限，适用于厚度小于2mm的浅表性血管瘤，尤其以血管扩张为主要表现的血管瘤为最佳适应证。

㉕
心得安不是治疗心脏病的药物吗？也可以治疗血管瘤吗

十几年前，几个法国医生发现患有血管瘤的婴儿在服用心得安（普萘洛尔）治疗心脏病的同时，血管瘤也逐渐消失了。这个发现一经报道，立即引起了医学界尤其是血管瘤专业领域医生的极大关注。无数医生在经过了成千上万例的临床应用后认为，心得安的确对婴幼儿血管瘤有效，并且副作用很小。但在基础研究方面，心得安对婴幼儿血管瘤的治疗机制尚不十分清楚，心得安的药品说明书上还没有将婴幼儿血管瘤列入它的适应证。但不管怎么样，心得安目前已经成为治疗血管瘤的一线用药。各种剂型的心得安及其同类药物（如噻吗洛尔）也都在研发中，以适应各种需求的患儿。希望在不久的将来，能开发出更多新药来拯救我们的血管瘤宝宝。

孩子出生后面部就有大片红胎记，会消退吗？该怎么治疗

红胎记和血管瘤虽然经常被混为一谈，但其实是完全不同的两类疾病。红胎记，医学上称为"葡萄酒色斑"或"鲜红斑痣"，本质上是一种先天性毛细血管畸形，病灶不会自行消退，会缓慢加深并增厚。部分患儿可伴有癫痫和青光眼，可致残、致畸，因此必须引起家长的足够重视。目前最常用的治疗方法是早期激光或光动力治疗，其原理是依靠选择性光热作用或光化学作用封闭扩张的毛细血管，在尽可能保护正常皮肤的前提下最大限度地封闭血管，淡化红斑，但难以达到彻底消除的效果。临床观察认为，随着年龄的增长，红胎记治疗的难度也会随之增加。对于增厚甚至出现结节的病灶，激光或光动力治疗效果均欠佳，可通过手术切除及整形修复容貌。

 幼年时郎中用草药治疗我的红胎记，不但没有清除干净，还留下了很多瘢痕，该怎么办

虽然激光是治疗葡萄酒色斑的金标准，但实际上目前尚无完全消除葡萄酒色斑的治疗方法。多数患者在进行了5～8次的激光治疗后仍有少量病灶残留。在激光治疗的基础上发展出的光动力治疗，经过十余年的临床研究，有望在葡萄酒色斑的治疗上取得更显著的进步。因此，在现阶段，盲目要求将病灶清除干净而不留痕迹是不现实的。激光和光动力治疗并不能解决所有的葡萄酒色斑，有些患者对这些治疗并不敏感。还有些经过多次不规范的治疗后遗留了瘢痕，已经无法进行激光等保守治疗，比如题中这位患者。对于这些病例，手术治疗成为首选。与植皮相比，使用扩张器植入的方法更具优势，它能最大限度获得周围正常皮肤，用以修复病灶部位，尽可能恢复容貌。

我脸上有个包块，当地医生诊断为"海绵状血管瘤"，要我住院开刀，请问有不开刀的治疗方法吗

"海绵状血管瘤"即静脉畸形，它具有扩张性及浸润性生长的特点，能造成毁容及器官的功能障碍，治疗上不能等待，应尽早采用各种方法进行积极治疗。静脉畸形的治疗手段比较多样，如病灶内注射硬化剂的硬化治疗、激光治疗以及手术治疗等。对于明确诊断的静脉畸形，大部分可以进行多疗程的硬化剂注射来缩小病灶，硬化治疗也可以在B超或DSA的辅助下进行，在特定情况下可以提高成功率；口腔黏膜及舌头上的病灶，由于比较表浅和局限，也可以采用激光治疗。手术不是静脉畸形的首选方案，但对于其他治疗效果不佳的病灶或继发畸形可以考虑手术切除及修复。

有哪些体表肿块需要找整形外科医生治疗

整形外科门诊较常见的体表肿块包括良性的和恶性的两种。良性的肿物包括色素痣、毛痣、皮脂腺囊肿、脂肪瘤、皮样囊肿、纤维瘤、血管瘤等；恶性的肿物包括基底细胞癌、鳞状细胞癌、恶性黑色素瘤、纤维肉瘤等。很多体表肿块，尤其是一些良性肿瘤和较小的体表色素痣的切除，都只需要通过门诊小手术即可完成，以达到改善外貌、防止恶变的目的。体表恶性肿瘤往往表现为皮肤表面经久不愈的创面或溃疡，或有菜花状的突起，或经常破溃出血，或为快速增大的肿块。出现上述症状必须要引起重视，尽早治疗。手术切除是首选的比较可靠的治疗方法，手术后根据病变组织的病理分型及分级再考虑后续的放、化疗。在手术前需要完善一些化验检查的项目，多数情况下需要住院治疗。必须明确的是，对于体表恶性肿瘤的治疗，应以彻底去除病变、预防转移和复发为主要原则，美容目的倒是其次的了。

我身上有很多痣，要不要紧

正常人平均有15～20颗痣，大多数痣是在2岁以后才出现的，随着年龄的增长，有时还会出现新的痣。绝大部分痣分布于皮肤表面，也有少数存在于口腔、眼睑和生殖器的黏膜上。一般痣的直径不超过5mm，少数痣颗粒较大，甚至有大面积的痣（巨痣）；痣的颜色也深浅不一，偶尔还有无色素的痣；痣的表面有的光滑，有的粗糙，有的还长有毛发。医学上将痣分为皮内痣、交界痣和混合痣。皮内痣的痣细胞巢位于真皮层内；交界痣的痣细胞巢位于表皮和真皮交界处；混合痣，顾名思义，就是兼有上述两者的特性。大多数痣是安全的，尤其是表面有毛发生长的皮内痣，一般不会恶变，但是位于手掌、足底、甲床、口唇及生殖器黏膜等部位的交界痣有恶变的可能。

 我脸上有个痣，有人说不好看，有人说会恶变，是否一定要去掉

痣是一种常见的皮肤良性疾病，是痣细胞聚集成巢而形成的，痣细胞内有大量的黑色素，因此大多数痣呈现黑色。从美学角度考虑，面部有少数几颗黑痣并不会影响容貌，而且还会成为某个人的特征性符号；只有面部出现很多痣，或者是痣刚好位于眼、鼻等明显影响容貌的部位，才需要考虑去除。从医学角度考虑，一般情况下痣是比较稳定的，只有极少数的痣会发生恶变，比如手掌、足底、甲床、口唇及外生殖器黏膜等部位的交界痣、蓝痣和小儿先天性巨大黑痣等。如果平时稳定的痣突然增大、颜色改变、破溃、脱毛，出现卫星灶、感染、疼痛等，应尽快去医院检查，手术切除并做病理检查。

32 什么样的痣需要手术切除？什么样的痣可以采用激光治疗

对于痣的治疗，目前常用的方法有手术切除和激光"点"痣。治疗方法的选择一般考虑以下几个因素：①大小。直径＜5mm 的小痣可以采用激光治疗，瘢痕并不明显，大痣则用手术切除。②深度。一些不突起的痣位置往往较深，如果采用激光治疗容易留下一个较深的坑，可以选择手术。相反，一些突出于皮肤表面的痣就可以用激光治疗。③部位。手掌、足底、指（趾）甲下、口唇及外生殖器等部位的痣存在恶变的可能，故可以做预防性切除。④性质。只有在明确是良性的情况下才能用激光去痣，因为已经去掉的痣就不能用来做病理检查了。如果痣的良、恶性尚不明确，也建议采取手术并在术后把切下来的痣送去做病理检查。

 33 黑痣发生恶变的诱因有哪些

黑痣有可能恶变为恶性黑色素瘤，这是一种恶性度非常高的皮肤肿瘤，但概率很小，据国外文献统计约为五万分之一，而黄种人的发生率比白种人还低些。痣的恶变主要取决于色素痣的类型，交界痣、混合痣、Hutchinson 黑色素雀斑、巨痣、B-K 痣等相对较易恶变，而皮内痣一般无恶变倾向。如果痣位于一些常受到磨损、慢性刺激或易受创伤的部位，就容易诱发恶变，如手掌、足底、头皮、唇颊、颈项等部位。此外，口唇和生殖器黏膜等部位的色素痣由于位于易受摩擦和刺激的部位，也普遍被认为有恶变倾向，指（趾）甲下的色素痣也较易恶变。不恰当、不彻底的治疗，如理化药物的刺激也被认为是诱发因素之一。

 34 什么是太田痣？太田痣的最佳治疗方法是什么

"太田痣"是东方民族常见的一种色素性胎记。1938 年由日本的太田医生首先报道，因此取名"太田痣"，这是一种波及眼睛巩膜及同侧面部三叉神经分布区域的灰蓝色斑块。此痣多发于一侧颜面，呈斑块状，约六成患者同侧巩膜也有病变。一半的患者出生时病变就已存在，个别患者10岁以后出现。太田痣只有采用Q开关激光或皮秒激光治疗才能达到理想的效果，一般经过3～7次治疗，两次治疗间隔3～6个月，即可达到几乎完全消退的程度。每次治疗可在数分钟至数十分钟内完成，患者可感觉到皮肤受脉冲光束的拍击，术后疼痛多迅速消失。也可以在局部麻醉下进行治疗，治疗后创面会有轻度的破皮和少量渗血，7～10天后脱痂愈合。

35 我脸上有一个花生米大小的肿块，经常会发炎，去年在其他医院做过手术，说是"皮脂腺囊肿"，不过现在又复发了，请问要紧吗

皮脂腺囊肿俗称"粉瘤"，多见于皮脂分泌旺盛的青年，是临床上最常见的体表肿块性病变，是由于皮肤内一种叫作"皮脂腺导管"的结构被堵住后，皮脂腺的分泌物无法排出，长期聚积后形成的，属于良性病变，但偶尔也会发生恶变。皮脂腺囊肿的治疗以手术摘除为主，手术时需要将整个囊肿尤其是囊壁完整取出，如果有囊壁残留就很容易复发。皮脂腺囊肿很容易因细菌繁殖导致局部感染，出现红、肿、热、痛等症状，这时应该先用药物把感染控制住，等症状消退之后再做手术。由于大部分皮脂腺囊肿位于面部，因此手术最好请整形科医生做，可以最大限度地减少对容貌的影响。

36 我手臂上有个肿块，做过B超了，说是"脂肪瘤"，是否一定要做手术

脂肪瘤是一种常见的良性软组织肿瘤，手术几乎是唯一有效的治疗方

法。大多数情况下，脂肪瘤不会引起不适症状和并发症，较大的脂肪瘤或者一些特殊位置的脂肪瘤可能会压迫附近的神经引起不适。如果病变不影响外观与功能，可以暂缓手术。对位于面部影响容貌的脂肪瘤或者一些较大的位于躯干的脂肪瘤，可以考虑手术切除。整形医生会根据皮肤的纹理方向设计手术切口，一般不需要切除脂肪瘤表面的正常皮肤，完整取出瘤体后仔细缝合或用医用胶水黏合皮肤，手术切口一般患者不会超过肿块的直径，术后不会遗留明显的瘢痕。对于不愿意手术的，也可以尝试使用激光融脂消融掉一部分瘤体。

③7 我的上眼皮内侧有两个黄色的斑块，下眼皮又有很多针尖大小的颗粒，这是什么病

你上眼皮（上睑）的黄斑可能是"睑黄瘤"，是皮肤黄色瘤的一种，最常见于上睑的内侧，会慢慢增多甚至会累及下睑，是因含有脂质的组织细胞积聚于真皮内而形成的黄色丘疹或结节。睑黄瘤的病因不明，部分患者的血脂和胆固醇较高。睑黄瘤一般无须治疗，对于影响容貌的可以使用二氧化碳激光灼烧去除，效果较好；如果病灶较大，上睑的皮肤比较松弛，也可以考虑手术切除。你下睑的情况可能是"汗管瘤"，又名"汗管囊腺瘤"，常有家族史，好发于青年女性的双下睑。起初为针头至绿豆大小、淡棕色或褐黄色的半球状丘疹，一般无自觉症状，仅影响容貌。可采用二氧化碳激光或超脉冲二氧化碳激光治疗，在局部麻醉下使用激光直接凝固、汽化即可达到去除的目的。

③8 孩子在半年前被同学用铅笔扎到了脸，当时只是一个黑点，但是慢慢长出了一个包，这是怎么回事

你孩子脸上的包有可能是表皮囊肿或异物性囊肿。表皮囊肿是最常见

的皮肤囊肿之一，多数情况下起源于外伤植入性上皮，也就是在发生外伤后，患处的皮肤碎屑通过开放的伤口进入了深部组织，当伤口表面愈合后，皮肤碎屑仍然残留在里面。随着时间的推移，皮肤碎屑中的表皮细胞不断生长，逐渐增大形成类圆形的皮肤肿物，突起于皮肤表面，摸起来大多比较光滑、有弹性，质地比较坚韧，一般自己感觉不到异常症状，但是肿物的囊壁破裂或继发感染时常会伴发红、肿、热、痛等症状。你的孩子可能是在被铅笔扎到后，表皮碎屑进入了深部组织，逐渐形成了这个包。治疗表皮囊肿需要手术完整切除囊肿，建议你在非炎症期带孩子前往医院进行手术治疗。

㉟ 什么是皮肤减张器？它对减小瘢痕有什么作用

皮肤减张器是一种新型的帮助伤口愈合的材料，全称为"皮肤表面缝合器"，最初用于皮肤伤口的无针闭合，防止术后蜈蚣脚状瘢痕的发生。现在在治疗瘢痕的过程中发现，皮肤减张器能很有效地减小切口两边的皮肤张力，从而使得瘢痕手术以后，手术痕迹更细、更窄，对瘢痕增生也有一定的抑制，特别适合缝合张力较大的伤口。在伤口缝合后即刻或伤口拆线后，即可使用皮肤减张器。皮肤减张器主要由两条粘胶带和中间的锁合器构成。将减张器剪成合适的长度，撕去胶带纸，均匀对称地把减张器平贴于切口或瘢痕两侧。将锁合器上的棘条逐个收紧，使中间空隙收至1～2cm即可。一般建议拆线后持续使用3～6个月。

㊵ 脸上有一道又长又宽的疤，医生说要手术切除，需要用"曲线法"，这样瘢痕是不是更明显了

将直线瘢痕做曲线缝合是整形外科的原则，主要原因有两个。首先，从瘢痕的恢复效果来说，直线瘢痕往往容易再次形成挛缩，尤其是和皮肤

纹理相垂直的瘢痕，很容易增宽。若采用"曲线法"，能充分调动周围皮肤的移动性和弹性，分散局部的牵拉张力，使瘢痕不易增宽。其次，从视觉上来说，一条长而直的切口瘢痕很明显，与周围光线反差大，又无法隐藏于皮肤纹理中。若采用"曲线法"使面部瘢痕变为曲折形，光线反差小，部分可藏于皮纹里，视觉上可造成瘢痕隐没的错觉。因此"曲线法"通过局部皮瓣转移与医学美学原理相结合，能达到更好的修复效果，虽然术后初期比较明显，但远期效果远优于直线切除法。

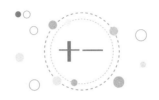

面部色斑和痤疮

1 我还不到40岁，脸上就开始长色斑了，怎么办

色斑是最让女性朋友烦恼的事情了，中国人以白为美，素有"一白遮百丑"之说。随着年龄的增长，皮肤表面可能会出现各种各样的色斑，从深度上来说，有的色斑非常表浅，就在皮肤的最外面一层，比如雀斑、早期的老年斑等；有的色斑在皮肤的深层，比如黄褐斑、获得性太田痣等。从色斑的形状上来说，有的是细小或斑块状的，比如雀斑和老年斑；有的是成片、成团、边界模糊的，比如黄褐斑。不同的色斑，其病因和治疗完全不一样，需要区别对待。此外，中老年妇女面部往往还不止一种色斑，需要按照次序进行治疗，不可随意处理。因此，你首先要到医院去就诊，确定自己的色斑是哪一种或哪几种，然后再让医生为你设计一个综合的治疗方案。

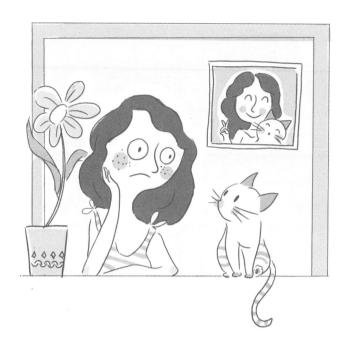

2 车祸以后已经1个多月了，怎么脸上刮伤的地方颜色还没有退掉

外伤和炎症等各种皮肤损伤在愈合后都会留下一个颜色较深的痕迹，这在医学上称为"色素沉着（简称色沉）"，比如皮肤割伤的地方会留下线状的色沉，蹭破的地方会留下彗星状的色沉，长痘痘的地方挤压后会留下斑点状的色沉等。这是皮肤愈合过程中的必然表现，一般都会在3～6个月内慢慢消退直至恢复到正常皮肤的颜色，不需要任何治疗，如果贸然采用一些创伤性的治疗比如激光和磨皮等，反而会加深色沉，延长色沉的恢复时间。如果在半年甚至几年后仍然没有消退，就需要找医生，进行相应的治疗。你现在受伤之后仅仅1个多月，正是色沉较严重的时期，可以口服一些维生素C，外出时注意防晒，避免色沉进一步加深。

3

我今年40多岁了，三四年前脸上开始长出大片的色斑，什么美白产品都用过，一点儿也不见效，医生说我是黄褐斑，有办法治疗吗

所有的色斑中，黄褐斑是最难对付的一种，至今还没有一种有效的方法可以治愈黄褐斑。黄褐斑的发病原因众说纷纭，有人认为是内分泌失调引起的，也有人认为是过度刺激皮肤引起的，还有人推测是过度日晒后紫外线损伤了皮肤而形成的，还没有一种说法得到证实。令人头痛的是，黄褐斑"吃软不吃硬"，如果使用一些不恰当的创伤性疗法（如激光和换肤等），常会导致其反弹或加重。在目前的各种并不令人满意的治疗方法中，口服氨甲环酸是相对较好的方法，服药后1～2个月后就会见效，一般需要服用半年以上。同时，必须注意避免过度搓揉和刺激面部皮肤，这很可能就是形成黄褐斑的原因之一。

4

我生了孩子以后脸颊两侧出现了"蝴蝶斑"，可以治疗吗

大多数医生认为"蝴蝶斑"就是黄褐斑的一种，黄褐斑往往是成年以后出现，好发于颧部、颞部和额部，通常是两侧对称。如果你的黄褐斑刚好发生在两侧的颧部和鼻根两侧，边界清楚且颜色较深，远远看去非常像一只停在鼻子上展开翅膀的蝴蝶。目前黄褐斑的病因不太清楚，也没有特效的治疗方法，比较好的方法是避免刺激皮肤和口服氨甲环酸，可以明显改善色斑。一定要注意避免过度化妆、卸妆，避免创伤性治疗，以免刺激黄褐斑，导致色斑加重。

5

我女儿3岁多了，出生后发现脸颊部有一块黑色胎记，但没有长毛发，该怎么治疗

单侧面部黑色色斑，没有毛发，考虑太田痣可能性比较大。太田痣为真皮黑色素细胞增加性疾病，目前主要采用调Q开关翠绿宝石激光、调Q开关Nd∶YAG激光或者皮秒激光治疗，疗程一般为3~8次。儿童时期开始治疗的话大部分色斑能完全消退，成年人由于皮肤比较厚，治疗时间会比儿童长。此外，面部黑胎记还可能是先天性色素痣，先天性色素痣皮肤表面常常长有毛发，但是你的孩子才3岁，也有可能是色素痣还没有生长毛发。究竟是什么疾病，需要经过医生的面诊才能确定，先天性色素痣治疗方法与太田痣完全不一样，前者需要通过手术切除，因此治疗前需要先到医院明确诊断。

6

孩子生下来两侧大腿和屁股上的皮肤都是大片的蓝黑色，需要治疗吗

婴儿出生后屁股上出现的大片蓝黑色胎记医学上称为"蒙古斑"，是一种先天性的真皮黑色素细胞增多性疾病，除色素改变外，无任何异常。大部分色泽会随着年龄增大逐渐变淡，于5~7岁时自然消退，不留痕迹。也有少部分孩子在屁股以外的部位出现大片的蒙古斑，而且不能自然消退，这类情况医学上称为"异位蒙古斑"，对于这类情况，建议先予以观察，若斑块随着小孩年龄增大颜色逐渐变淡，则无须治疗。若斑块面积较大且长期不消退，建议在儿童时期进行激光治疗，因为儿童皮肤更薄，激光治疗效果比成年好。可选用调Q开关红宝石激光、翠绿宝石激光或1064nm激光进行治疗。

7 **我从小就满脸都是雀斑，可以永久去除吗**

雀斑是一种遗传性色素性疾病，在白种人中很常见。在西方国家并不认为雀斑是不美丽的表现，而在中国，素来以"洁白无瑕"为美，所以求美者有治疗雀斑的需求。雀斑的色素是在皮肤最外面一层，比较容易去除，以往采用激光的方法对雀斑——进行灼烧，去除色素，治疗对皮肤有创伤而且耗时，由于部分雀斑非常细小，治疗时还难免会有遗漏。也可以使用化学剥脱的方法治疗，使用化学制剂（如酚类或果酸等）将皮肤最外面一层包括雀斑一并剥除，达到治疗的效果。自从有了光子机以后，光子治疗已经成为去除雀斑的首选方法，可以在不损伤正常皮肤的情况下轻松去除雀斑。但必须注意的是，无论是用什么方法，雀斑在治疗后都可能会复发，需要重复治疗。

8 **我从小脸上就有一块咖啡色的斑，大概有一元钱硬币大小，以前做过一次激光，可是又长出来了，怎么办**

你的情况可能是"色素性母斑"，也叫作"咖啡牛奶斑"，是一种先天性色素性疾病，刚出生的时候一般比较淡或者不明显，随着年龄的增长慢慢明显起来，颜色就像加了牛奶的咖啡一样，边界非常清楚，好像地图上不同的国家或地区。这种色斑和雀斑一样，色素位于皮肤最外层，可以使用激光、磨削、化学剥脱和光子等治疗手段去除，治疗似乎并不复杂，但它超级顽固，大部分求美者在治疗后都会有不同程度的复发，有的甚至在治疗后数月内就复发，至今还没有找到根治的办法。建议你先选用创伤较小的光子治疗，可以最大限度地减少对正常组织的损伤。

9 我的脸上几年前开始出现青褐色的斑点，开始是在眼睛下面，现在额部也有了，怎么办

你说的这种情况是一类比较特殊的色斑，这种色斑看上去和太田痣几乎完全一样，但并不是出生就有，而是20岁以后才出现，色斑的面积通常比较小，而且常常是左右两侧对称性生长，不会像太田痣那样长到眼睛里面去，部分患者的家族内还有人有类似的情况。这类色斑至今有很多不同的诊断名称，比如"迟发性两侧性太田母斑样色素沉着""崛母斑""获得性太田痣"等。这类色斑中异常增多的色素位于皮肤深层内，其治疗方法和太田痣一样，需要使用调Q开关激光进行多次治疗，需要1～2年时间，可以达到完全治愈的效果。

10 脸上和手上的老年斑可以去除吗

老年斑是一种症状轻微的皮肤疾病，多发于面部或手臂等暴露部位，早期仅仅是皮肤表面比雀斑大一些的咖啡色斑点，这些斑点会逐渐增大并渐渐突出于皮肤表面，少数斑点最后会变成一个较大的斑块，有时还会伴有轻度的发红、发痒等炎症性表现。老年斑在医学上属于"脂溢性角化病"，对身体健康没有什么大的影响，但是会影响到容貌，给人以衰老的感觉。可以选择激光、冷冻、手术切除等方法来去除老年斑，一般1次就可以达到完全消除的效果，不会留下瘢痕，如果是多发性老年斑，可以分次治疗。

11 我的脸上总是不停地长青春痘，更要命的是，痘印很长时间都退不掉，能帮帮我吗

青春痘在医学上称为"痤疮"或"粉刺"，因其常发生于青春期而得

名。青春期人体内雄激素增加，使皮脂腺发育旺盛而分泌大量皮脂。此时如果皮脂腺导管的开口堵塞，皮脂淤积在皮肤内就会形成痤疮。痤疮内有痤疮杆菌，常常会引发毛囊和皮脂腺炎症。痤疮的发生与多种因素有关，如面部清洁不佳、紧张疲劳、经期、高温、吃油腻辛辣食物等。需要提醒的是，痘痘发生后千万不要挤捏，否则会使炎症范围扩大，痘痘的印痕自然也就增大，而且消退得更慢，甚至留下瘢痕。一般来说，痘印经过3～6个月都能自然消退。平时注意避免日晒，减少色素沉着。在痘痘的急性期最好使用一些抗炎的药膏，对于痘痘消退之后留下的色素痕迹和表浅瘢痕可以使用激光或光子治疗。

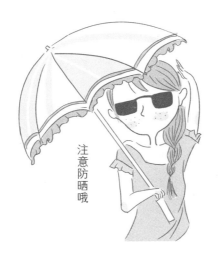

注意防晒哦

⑫ 去除文身的好方法有哪些

　　文身去除有着与文身同样悠久的历史。传统的去除方法包括皮肤磨削、化学剥脱、冷冻、手术切除、连续波激光灼烧等。这些方法均会严重损伤皮肤，形成让人难以接受的瘢痕和色素沉着。去除文身的方法为调Q开关激光或皮秒激光技术，这种激光可以在非常短暂的时间内（纳秒或皮秒级）产生极高的能量，可有效去除文身。其原理为：皮肤中的色素颗粒在激光作用下，可以选择性地吸收激光能量，在瞬间使色素颗粒产生微型爆炸，被粉碎的色素颗粒会被吞噬细胞吞噬并运走，最终使文身的颜色消退。为了获得较好的治疗效果，较深的文身需用新型激光技术进行多次治疗。这种技术只破坏色素颗粒，不破坏邻近的正常组织和细胞，因此能够在去除文身的同时不留下瘢痕。

⑬ 去除彩色文身很困难吗

尽管我们已经掌握了去除文身的调Q开关激光或皮秒激光技术，但其治疗效果仍然会受多种因素影响。从文身颜色来说，去除文身的效果从优到差依次为蓝黑、红、绿、黄；同一种颜色的文身可能含有多种不同的色素，就会产生不同的去除效果。色素成分单一、色素颗粒均匀细腻、皮肤中色素密度低、进入皮肤的层次表浅，去除文身的效果就比较好。当文身色素内含有铁、铬、镉、钴、汞离子等成分时，由于在治疗时可产生光化学反应，会使治疗难度增加。从临床经验来说，文身时间久的比时间短的去除效果要好，业余文身师制作的文身，其去除效果优于专业文身师的作品。总的来说，皮秒激光对文身的治疗优于Q开关激光，尤其是对彩色文身效果较好。

⑭ 头面部外伤后留下的蓝黑色条纹用什么方法治疗最佳

煤渣、泥沙、细石子、铅笔头等微小颗粒粉末在外伤时会通过破损的皮肤进入皮内或皮下，主要发生于暴露部位，如面部、双手等，在皮肤愈合后留下不会退去的着色。主要种类有：①煤粉沉着。在暴露的擦伤部位皮肤可见蓝灰色的不规则线状条纹，可出现沥青色到青黑色的沉着。②泥沙沉着。爆炸伤时，泥沙、碎石可进入皮肤或随污秽的擦伤埋在皮肤里，形成灰蓝色或黑色沉着。③火药沉着。火药的碎料飞溅进入皮肤可形成散在的灰黑色斑点。④铅笔芯沉着。铅笔头或圆珠笔颜料不慎刺入皮肤而形成的蓝黑色斑点。上述这些统称为"外伤性文身",最佳的治疗方法是采用调Q开关激光或皮秒激光技术;对于难以去除的过深、过大异物颗粒,还需要配合手术治疗。

⑮ 什么是微晶磨削术?与传统皮肤磨削术有何不同

传统的皮肤磨削术是采用砂纸、砂轮或钢轮磨头对凸凹不平的皮肤进行研磨,但其磨削面比较粗糙,深浅不易掌握,还需局部麻醉,易出血,术后恢复时间较长。当使用高速旋转磨削机时,磨头转速可达每分钟数千转,在磨削时会产生热量,操作不慎还容易造成灼伤。微晶磨削的原理是使用微小的三氧化二铝多棱晶体(简称微晶),经由真空密闭系统导引,高速撞击凹凸不平的皮肤瘢痕表面,达到摩擦平整瘢痕的作用。由于微晶颗粒细小、作用均匀,与瘢痕等组织摩擦时,其表面与被磨掉的组织碎屑及组织液黏合,使晶体原有的棱角变钝,因而打磨不会过深,易于控制,效果较佳。微晶磨削术比较适合一些不太严重的浅表性瘢痕的磨削治疗。

⑯ 哪些情况适合使用微晶磨削术?能达到怎样的效果

微晶磨削术是一种安全且几乎没有痛苦的治疗方法,无须住院,治疗过程平均不超过30分钟。术后涂一层消炎药膏,无须包扎。有时创面结有一层薄薄的痂皮,4～7天后会自行脱落。治疗后无须特别休息,不影响工作。痤疮后遗留的皮肤瘢痕、一些手术切口瘢痕、烧伤后瘢痕、色素斑、雀斑以及粗糙的皮肤、微细皱纹等均可行微晶磨削术。因性别、年龄、病损等情况不同,磨削效果也不一样,故一般可先试行磨削一次,根据每位患者不同情况,再考虑下一步治疗方案,术后1个月之后可再次磨削,治疗次数越多,效果越好。值得提醒的是,皮肤经过磨削术治疗后有几周时间会发红，虽可进行户外运动或参加社交活动，但一定要注意防晒，避免色素沉着。

⑰ 孩子出生后面部就有大片红胎记，可以治疗吗

面部红胎记临床上称为"鲜红斑痣"，又称作"葡萄酒色斑"，属于先天性毛细血管扩张畸形，大量扩张的毛细血管使皮肤呈鲜红色或深红色，其面积大小不等，大的几乎可累及整个面部甚至半侧躯干。鲜红斑痣一般来说不影响身体健康，只是影响容貌，造成患者的心理障碍。随着年龄的增长，老年人的鲜红斑痣可能会在病变的部位形成颗粒状突起和葡萄状的外挂，碰破后会出血。目前最常用的治疗方法是激光治疗或光动力疗法，其原理是依靠选择性光热作用或光化学作用封闭扩张的毛细血管。选择性光热作用是指在破坏毛细血管时，对正常组织基本没有影响，从而实现对血红蛋白较高选择性的热凝固作用，最终导致血管闭塞，治愈皮肤浅层的毛细血管病变。

⑱ 我的脸上天生有一片红胎记，请问激光治疗和光动力治疗哪个好

红胎记（鲜红斑痣）最早出现时是淡红色或深红色的，随着年龄增长，颜色逐渐加深，变红、变紫，甚至增厚隆起形成结节。鲜红斑痣根据其颜色和厚度可分为红型、紫红型和增厚型，最常用的治疗方法是脉冲染料激光和光动力疗法，红型治疗效果最好，增厚型治疗效果最差。脉冲染料激光治疗是平坦的鲜红斑痣的首选，如果是增厚型鲜红斑痣，建议直接选用光动力疗法，光动力治疗鲜红斑痣单次治疗的有效率高于激光，但是价格昂贵，治疗费用高。如果经过激光治疗以后红斑没有完全消退的，也可以再配合光动力治疗。

我想文身，你们医院有这个项目吗

整形美容科都有文眉、文眼线、文唇线等项目，而对于身体各部位的复杂图案文身，要到专业的文饰机构。文饰术是一种永久的创伤性皮肤着色，它可掩饰瑕疵、消除缺陷，创造出更理想的眉、眼、唇形态以增强容貌之美感，文身还可以满足个体对美的追求。但文饰术也有风险，因此要求操作者具备一定的医学和美学知识以及熟练的操作技巧。由于文饰过程中要刺破皮肤，所以要强调无菌消毒和避免交叉感染，应严格执行一人一针；操作时应遵循宁浅勿深、宁窄勿宽、宁短勿长、浓淡相宜的原则。准备从事特殊行业（如参军、模特等）者请不要文身，否则无法通过体检。计划做面部整形的人，应该等手术消肿、脸型固定之后再文眉、文眼线，这样才能确保位置和形状的固定。

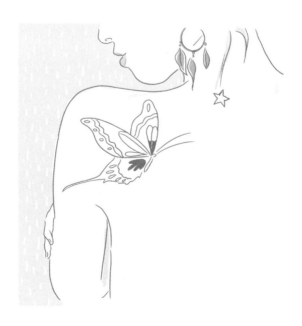

⑳ 我有黄褐斑，医生建议服用氨甲环酸，请问有没有不良反应

氨甲环酸主要通过抑制黑色素的合成达到淡化色斑的效果，用于治疗黄褐斑效果很好。其用药剂量很低，安全性高，服药时间为半年至一年，用量为每次0.25g，一天2次。长期使用未见有凝血功能异常、肝肾功能受影响等情况发生，服用期间最常见的不良反应为月经减少，如果出现，可以在经期停药。氨甲环酸服用的禁忌证是有血栓形成史或者血液高凝固状态的患者。氨甲环酸治疗黄褐斑是属于"标签外用药"，就是说这种治疗作用在药物的说明书上没有标明，只是医生在长期的临床工作中发现的效果，这种"标签外用药"的方法在临床上也不是少数，比如口服激素治疗血管瘤、口服盐酸普萘洛尔（心得安）治疗血管瘤等，需要患者在充分了解相关知识并同意的情况下使用。

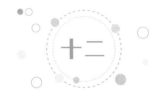

下巴和颈部

1 我下巴有点后缩，想做隆下巴手术，用什么样的填充材料会比较安全可靠？会不会有什么后遗症或不良反应

下巴后缩（颏后缩）主要表现为：从侧面观，颏部最前下点位于鼻尖点和下唇最突点连线的后方。对颏后缩的矫治既可以通过颏部骨质切开前移，又可以通过假体植入来实现。其中颏部中线不偏斜、颏后缩不严重的患者可选择在自体骨表面衬垫生物材料来矫正。可选用的生物材料有硅胶、PTFE、Medpor 等，在这些材料中，生物相容性以 Medpor 最好，PTFE 次之，但价格以硅胶最低。手术产生后遗症的概率很小，可能的后遗症有术中伤及颏神经、术后发生组织排异反应等，前者可以通过术中的精细操作来避免。

2 我的下巴比较短，可以加长吗？手术后进食要注意些什么

下巴过短在亚洲人中极为常见，很多人同时伴有下颌发育不足。单纯的颏部过短后缩，可以通过颏成形术来矫正。这类手术可以分为两种术式：一种是颏部骨质切开植骨前徙固定术，另一种是假体植入隆颏术。假体植入不仅可以解决颏部过短还可以矫正颏后缩，这主要通过假体植入的位置来调节；隆颏术一般从口内切口实施，不会在面部皮肤上留下瘢痕。手术后需注意口腔护理和口腔卫生，进食后要用清水和专用漱口水漱口，以防切口感染，术后2周内不要进食粗糙、坚硬的食物，以防止刺激伤口而造成伤口裂开。手术后5～7天即可拆线，如果是使用可吸收线缝合的，也可不拆线，待其自然脱落，术后短期内要注意避免碰撞下巴部位，以免植入体移位。

3 我的体形不算很胖，但是"双下巴"很明显，健身减肥也没能奏效，请问这个部位能整形吗

"双下巴"从侧面看更明显，下巴处的皮肤松垂，脂肪堆积，使颏颈角消失，给人以不精神和衰老的感觉。根据你的情况，建议你做下巴部位的抽脂术。手术是在下巴部位做一个很小的切口，插入抽脂的管子，均匀地抽吸脂肪，使下巴与颈部的曲线重现。这个部位吸脂后需要佩戴弹力套压紧。特别要向你推荐的是，有一种激光融脂机，它非常适用于下巴部位的抽脂、融脂。其原理是：将光纤插入皮下脂肪层，把脂肪颗粒融化后吸出体外。与传统的抽脂术相比，激光融脂术中出血少，恢复快；对下巴皮肤收紧非常有效，手术以后下巴与颈部的曲线会更加美丽动人，焕发年轻光彩。

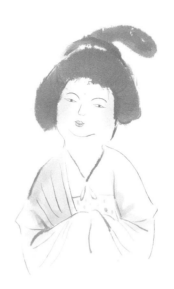

4 我妈妈今年65岁，脖子前面的皮肤都皱成一团挂下来了，还有很多条皱纹，可以整得年轻一些吗

你妈妈的情况在医学上有一个很形象说法，即"火鸡脖"。它常常发生于老年女性，尤其是西方的女性，表现为前颈部有数条纵行的索条状皱纹，因类似于火鸡的脖子而得名。处理方法一般有两种：局部注射肉毒毒素或手术。肉毒毒素的注射原理是使局部肌肉松弛，从而使皱纹改善，一般半年重复注射一次，适用于较为轻度的患者。对于中度和重度患者，只能通过手术整形，可以采用手术折叠紧缩局部肌肉的方法来改善外观。瘢痕位于下颌部位的正常皮肤皱褶处，较为隐蔽。如采用内镜辅助技术，可以使手术操作更为方便、安全，出血更少。

5 我的脖子有点歪，医生说是"痉挛性斜颈"，可以治疗吗

痉挛性斜颈是由颈肌阵发性不自主收缩引起的头颈向一侧扭转或痉挛性倾斜，表现为颈部肌肉收缩强直、头部歪向健侧。目前认为这是锥体外

系器质性疾病之一，缺少有效的根治手段，可以采用肉毒毒素松弛肌肉来缓解症状。一般在痉挛的肌肉部位多点注射肉毒毒素50～100U，注射后3～7天就会出现效果，疗效高峰期在4～6周，可维持3～6个月，每4～6个月重复注射一次，经过多次注射，局部的肌肉就会发生失用性萎缩，此后治疗的间隔可以拉长，注射剂量也可适当减小。据文献报道，肉毒毒素治疗痉挛性斜颈的有效率可高达90%。对于骨骼肌先天异常所致的斜颈，早期也可以采用肉毒毒素治疗，后期痉挛的肌肉已经钙化和纤维化，只能使用手术治疗。

6 我小时候下巴磕过，现在张口、闭口，关节会有声音，脸也不对称，是什么原因？要怎么治疗

这种情况最主要的原因是小时候下巴受过撞击，导致了颞下颌关节髁突的损伤。而髁突是下颌骨的生发中心，一旦损伤，就会影响下颌骨的发育，造成受伤侧下颌骨生长停顿，形成左右不对称。这种情况往往就需要进行正颌、正畸序列治疗了，如果存在张口受限的情况，还需要进行颞下颌关节重建，这些相对来说都是非常耗费时间与金钱的复杂手术，建议去比较大的整形外科机构，找颅颌面整形外科医生进行诊治。对于小孩的下巴磕伤，不可轻视，必要时需要去口腔外科或颅颌面外科进行检查。如果存在髁突损伤，可以及时治疗，以免长大后出现卜颌骨发育不对称的情况。

7 多余的络腮胡子可以去掉吗

可以的，很多男士存在面部络腮胡子过多的困扰，不仅增加了剃胡子的麻烦，长络腮胡子的地方还容易"爆痘痘"。络腮胡子可以通过激光脱毛的方法全部去除。激光脱毛的机器有半导体激光、755nm翠绿宝石激

光、强脉冲光三种。作用的原理是激光能被毛囊中的黑色素吸收，从而破坏毛囊，达到永久脱毛的效果，一般需要治疗3～5次，每次治疗间隔时间1～2个月。激光去除络腮胡子的效果很好，并且络腮胡子处爆痘痘的问题也能随之解决，治疗时可能会有轻度疼痛，治疗后局部会有灼热感，冰敷半小时后就可以恢复正常。治疗后需要注意防晒，避免出现面部色素沉着。

8 我咽口水时，脖子前方有好几根"筋"突起，可以改善吗

颈部条索在西方人群中很常见，而亚洲人较少见。年龄较大的中老年人，在颈部的肌肉用力或咽口水时，有时候脖子上出现数条纵行的条索，像琴弦一样突出于颈部。许多女性朋友，面部保养得很好，显得很年轻，而颈部却出现了条索，就很容易暴露年龄。这种条索是由于颈部肌肉长期固定的局部收缩造成，某处的肌肉久而久之就呈现出强直性收缩的状态。这种情况可以使用肉毒毒素来改善，只需在条索中注射少量肉毒毒素，就可以使强直的肌肉放松，条索会逐渐淡化，甚至和颈部皮肤完全平齐，外观得到恢复。在条索上注射肉毒毒素的同时，还可以在颈阔肌上注射肉毒毒素，可达到向上提升面颊部皮肤，使下颌线变得更加清晰的效果。

9 我下巴两边的肉像"羊腮"一样挂下来了，能够用什么方法改善

随着时间的流逝及地心引力作用，下颌轮廓线会逐渐不明显，原因是皮肤老化、胶原蛋白流失、肌肉松弛、脂肪下垂堆积，增加臃肿感，形成俗称的"嘴边肉"，也有人称之为"羊腮"。这一突起和下垂，对脸部轮廓线条有着很大的影响，需要通过一些整形美容手段进行改善。年轻的肌肤可注射填充剂，老化所造成的松垂，可选择光电（激光、超声、射频）提拉、埋线提拉、传统拉皮手术等，以上方法配合肉毒毒素注射治疗，放松下拉的肌肉，可使皮肤紧致呈现V脸线条，效果更上一层楼。改善的方式要由上而下，全方位兼顾。建议在选择项目前，充分与医生进行术前沟通及评估，选择适合自己的项目，才会有满意的效果。

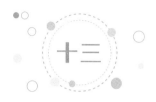

腋下、上肢和手部

1 我刚上大学，今年夏天腋下开始出现难闻的味道，是不是有"狐臭"啊

流汗时，腋下有些味道是正常的，但是如果味道特别明显，以至于周围的人都可以察觉到，就可以算是狐臭了。狐臭在医学上称为腋臭，女性较男性多，欧洲人比亚洲人多，60%以上的腋臭患者有家族遗传史。人体内有一种大汗腺叫"顶泌汗腺"，分布在腋窝、外耳道和阴部等特殊地带，可以分泌大量的浆液，这种浆液原本是无臭的，但当浆液被滞留于腋下的细菌分解后，就会产生出特殊的臭味，形成腋臭。年幼时，由于大汗腺尚未成熟，没有分泌功能，故一般不会产生腋臭。到青春期时，性腺分泌旺盛，大汗腺分泌增加，其分泌物经体表的细菌分解后可以生成许多不饱和脂肪酸和氨，就会散发出难闻的气味。

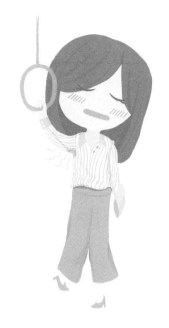

2 一到天热的时候，腋下难闻的气味就变得很浓，应该怎样治疗？做手术的话，有哪些注意事项

　　腋臭是困扰一部分年轻人的常见问题，有些腋臭患者会借助香水、止汗芳香剂或是一些除腋臭的药膏定时擦洗来暂时抑制味道的产生，但这只能治标而不治本。腋臭是由大汗腺的分泌造成的，要想根治腋臭，需要手术或激光治疗彻底去除大汗腺，治疗后能够达到周围的人察觉不到的程度。手术当天最好穿开襟宽松的衣服，便于术后包扎和穿着方便。目前常用的手术方法是小切口汗腺剪除或刮除，原理是通过一条顺着腋下皱纹的3cm左右的切口，剪除或刮除皮下的大汗腺和毛囊。术后最好在干燥、凉爽的环境休养，伤口不要碰水，避免出汗引起伤口感染，术后2周左右手臂不要做上举运动及其他会牵扯到伤口的活动。术后视情况需要换药，10～14天拆线。皮内激光手术是一种新兴的微创方法，只需做米粒大小切口，无须缝合，术后1周即可恢复。如果由于各种原因暂时不考虑手术治疗，也可采取肉毒毒素注射法抑制汗腺分泌，但只能维持3～6个月。

我的腋下、双脚和双手都很会出汗，可以做去除腋部多汗和手汗的手术吗？除了手术还有别的方法吗

你的情况并不少见，有的人还与情绪紧张或激动等精神因素有关，常常双手或腋部汗水淋漓，甚至在天气寒冷的季节也会出现。这种情况医学上常称为多汗症，与支配汗腺的神经功能紊乱有关。神经对汗腺分泌功能的控制是通过一种叫作"乙酰胆碱"的化学物质释放传递实现的。通过切断支配手足和腋部汗腺分泌的神经或阻滞乙酰胆碱的释放传递，均能达到减少和抑制汗液产生的作用。除此之外，还可以用肉毒毒素治疗，把药物注射到汗腺发达的部位，可以明显抑制汗腺的分泌功能，效果一般可维持3～6个月。

听说黄金微针可以治疗腋臭，是这样吗

是的，腋臭就是我们俗称的"狐臭"，是皮肤中一种特殊的大汗腺组织分泌的汗液经过细菌分解而产生的异味。这种大汗腺大多数分布在腋窝位置，因此腋臭常发生在腋窝部位。大汗腺在皮肤下方3～5mm深处，比毛囊这些皮肤附属器深很多，普通的激光或者射频没办法穿透这么深或者穿透时可能损伤皮肤，而黄金微针可以把非常细的针尖插入皮肤大汗腺所在的位置，再在针尖的位置发射射频能量，加热破坏汗腺组织，以达到治疗腋臭的目的。黄金微针除了针尖的位置外，其他位置都是不会发射射频能量的，因此对皮肤的损伤很小，从而达到有效治疗腋臭而副作用小的效果。

我的手臂很胖，该如何整形

这种情况可以通过吸脂手术加以改善。上臂以肱骨为中心，周围包绕着驱使上肢运动的肌肉，以前外侧的肌肉最为发达，内后侧的肌肉则较薄弱，在内侧肌肉中间穿行着重要的神经和血管。上臂部的脂肪多蓄积在上臂的后外侧，当上臂外展时清晰可见。脂肪堆积和皮肤松弛严重影响上臂的完美形态，甚至使人感觉衰老。吸脂手术切口选择在肘关节上方或腋前线、腋后线的部位，切口长度只有几毫米，抽吸区域主要为上臂后外侧区。上臂内侧皮下脂肪较薄，并且无深层脂肪组织，一般不宜进行脂肪抽吸。上臂的脂肪抽吸手术后要穿紧身衣3个月以上，以保持抽吸效果并进一步塑形。

6 我的上臂脂肪很多，听说现在有激光融脂，不知道与传统吸脂有啥不同

实验已经证实，一定能量的激光可以液化脂肪组织。研究发现，对离体的人脂肪组织标本进行激光照射，4分钟后，80%的脂肪自细胞中溢出，6分钟后达到99%。溢出的脂肪汇集于组织间隙中，而镜检显示毛细血管内皮细胞未受损伤。这种方法在欧洲和拉丁美洲得到广泛应用，主要有减少出血、减轻组织损伤、术后恢复快、皮肤无明显松弛、并发症少等优势。激光通过光纤传输后直接作用于脂肪细胞，使脂肪组织溶解破坏，而溶解后的脂肪大部分可以通过挤压或抽吸从体内排出，少部分被人体吸收代谢，目前已经取得了良好的临床效果，是一种安全、有效的辅助吸脂技术。

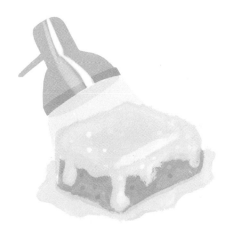

7

光子、激光脱毛都可以脱腋下的毛吗？脱毛后还会再长出来吗

对女性来说，过多的毛发常常会带来烦恼，如着装较少时外露的腋毛，前臂、小腿的汗毛以及游泳时比基尼区域过多的毛发，甚至前额发际、后发际、上唇部或是整个面部都可能出现多毛的现象，令人很烦恼。所有这一切，都可以用光子、激光脱毛轻松解决。对于男性来说，令人烦恼的络腮胡子和其他不希望有体毛的部位也可以去除。光子脱毛适合于各种肤色及不同部位的毛发，其原理是强光能被毛囊中的黑色素吸收，光能转化为热能使毛囊变性、萎缩，达到脱毛的效果。毛发越粗越黑，越容易遭受光的破坏，效果也就越好，而细软色淡的毛发效果较差。每根毛发的生长都要经过生长期、退行期和休止期三个阶段。强光脱毛仅能对生长期的毛发产生作用；退行期和休止期毛囊很小，吸收光能较少，只有当退行期和休止期的毛囊转变为生长期毛囊时，才会产生治疗效果。第一次治疗之后要耐心等待残留毛发的生长，等新的毛发生长出来之后再次进行治疗，如此治疗3～5次才能有良好的效果。

8

我的手因为经常做家务变得越来越粗糙了，手背也能做光子嫩肤吗

完全可以，也非常有必要。作为新时代的女性，手部护理也是很重要的。拥有一双修长、细腻、红润的纤纤玉手，不仅给人以健康、纤柔、灵巧之感，而且更添女性魅力。时下，手已成为女人的第二张脸，尤其需要精心呵护。光子治疗可以消除手部皮肤表面的色斑和红血丝，还可以紧致皮肤，使手部皮肤显得洁白、细腻，因此尝试光子手背嫩肤的人也是越来越多。国外还常使用羟基磷灰石注射手背，以达到丰满美容的效果。

9 我的手指很粗、很难看，不知道有没有一种可以缩小手指特别是关节的整形手术

如果只是为了美观而进行手指的整形，建议不要做此类"削足适履"的手术，虽然技术上可以做到这一点，但是难免会留下瘢痕，而且可能会影响今后的手指功能。权衡利弊，还是应该将手指功能的健全放在第一位。在临床上有一种比较少见的畸形，叫"巨指症"，此类患者的手指远较正常粗大，甚至可以大如香蕉，无论是从外观改善还是功能恢复角度，此类患者都可以并应该接受整形手术。手术方式多样，但无论何种手术，都难以做到外观、功能上的完全恢复。对于处于正常范围内的手指粗大，如自觉影响美观，在日常生活中注意减少持重或其他体力活动，可以得到一定程度的改善。

10 我的右手拇指断了已经有2年多，能再植吗

手的功能中，最为重要的就是拇指，一个拇指的功能要占到全手的一半左右。右手又是人的优势手，其拇指就更为重要。由于接手指的手术（断指再植）只能在离断手指的时候进行，因此你的这种情况显然不适合再植手术。如果你的拇指缺失一节以上，那么对拇指的功能影响就会比较大，可以考虑做拇指再造的手术。如果你对外观要求较高，缺失程度不到一节，也可以考虑做再造术。目前最常用的再造方法是将同侧的大脚趾或者对侧的第二足趾移植到短缺的拇指上，术后的外形以及功能都可以得到比较满意的恢复，脚趾缺少一节不会对行走功能造成很大的影响。手指再造已经是一个成熟的手术，我国目前在世界上处于比较领先的地位，成功率可达到95%。

⑪　我的朋友因为工伤手指断了，我们用很多棒冰包着断指赶到医院，可医生说手指冻硬了不能再植，这是怎么回事啊

离断的手指需要低温保存，但是有两个要点：干燥和冷藏。干燥就是不要直接将手指浸泡在各类液体之中；冷藏就是温度不可过低，应保持在0～4℃，有冰有水的混合物的温度比较适合。此外，如果放置在冰箱内，必须存放在冷藏箱，不可以放到冷冻柜内。刚从冰箱里取出的棒冰是很冷的，其温度远远低于0℃，如果直接将手指放在很多冰棍之中，手指就会冻住，失去再植的条件。正确的保存方法是：将断指用多层无菌干纱布包裹，放入无漏孔的塑料袋内，扎紧袋口，再将塑料袋放在装有冰水混合物的器皿内，和患者一起尽快送至医院。你朋友的情况只能先处理伤口，等愈合以后再考虑使用其他方法进行手指再造。

⑫　我儿子出生时右手多了一个小指，可以做手术吗？何时手术比较合适？将来他的小孩也会是多指吗

你的孩子患有"多指畸形"，是手部最为常见的先天性畸形，其发生有一定的遗传因素，可与"多趾畸形、并指（趾）畸形"同时发生。多指畸形有各种类型，具体的手术方案和手术时机应在全面的检查之后确定。一个原则就是：应该在不影响手部发育的情况下尽量在学龄前手术，以免影响孩子的心理发育。你可以带儿子到整形外科就诊，以便确定手术时机和手术方法。虽然多指的发生与遗传有一定的关系，但也只能说你小孩的下一代发生并指的概率可能会较正常人群的后代要大一些，并不是一定就会发生。

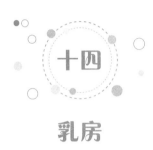

乳房

1 乳房美的标准是什么

乳房是女性的第二性征，丰满匀称的乳房，显示了女性特有的健美体形和曲线。乳房美的标准并不绝对，美学比例依据种族的不同而有一定的差异，其大小应与身体比例协调才算是美，一般说来从以下几个方面考虑：①外形丰满匀称，皮肤细腻、富有弹性；②乳房上缘位于第2、3肋，下缘位于第6、7肋，基底直径10～18cm，高度3～6cm，乳晕直径约4cm；③乳头突出，略向外展，位于第4肋间，两侧乳头间距大于20cm，与胸骨上端构成等腰三角形；④乳房外形挺拔，呈半球状或圆锥状；⑤中国女性乳房平均体积在250ml左右；⑥乳房在吸气时上升最大幅度为3cm，呼气时下降最大幅度约1cm。

什么是假体植入法隆乳术

隆乳术的适应人群是先天性发育不良或退行性乳房过小，也有因为心理原因要求隆乳的，如自觉乳房过小、自我评价低、缺乏自信心等。目前普遍采用的是安全性极高的硅胶材料制成的囊状乳房假体，生物相容性好，可长久在人体内存留，对人体无毒性反应，如遇特殊情况也可完整取出。一般乳房偏小和萎缩下垂等均适合采用假体植入的整形方法，通过腋窝、乳晕或乳房下皱襞小切口，把假体置放于乳腺下或胸大肌下层次。整形后的乳房形态更符合自然美学，术后乳房可以达到外形自然、手感柔软、丰满挺拔的效果。

假体隆胸手术安全吗？有什么不良反应

假体隆胸手术总体来说是安全可靠的，然而，任何外科手术都会有一定的风险。隆胸手术也有可能发生下列并发症：①包膜形成和挛缩。术后假体周围形成包膜，是机体对异物的正常生理反应，不同程度地存在于所有受术者，但如果包膜过厚或者挛缩，影响手感或外形，可能需要进一步处理。②双侧不对称。主要是双侧植入体的位置不一致造成，如果相差过多，就需要再次手术调整。③乳头感觉异常。乳晕切口隆胸时，在乳头或乳晕部位有可能引起局部暂时或永久性麻木。④切口部位的瘢痕。往往发生在瘢痕体质的患者以及手术后伤口愈合不佳的患者身上。⑤其他非常少见的并发症，比如血肿、假体移位和扭转、感染、假体破裂等。为了避免上述不良反应，建议慎重选择整形机构，并严格遵医嘱做好术后护理。

④ 哪些人适合做隆乳术？隆乳术前需要做哪些准备

身体发育完全的成年人，没有心理障碍或严重身体脏器病变者，如有以下情况可以考虑接受隆乳手术：①先天性乳腺发育不全，呈小乳外形；②生育、绝育等原因致内分泌紊乱后，乳腺组织萎缩；③轻度乳房下垂；④双侧乳房不对称；⑤先天性胸部畸形，如Poland综合征等；⑥乳腺疾病手术后乳房缺如者。隆乳术前需要做充分的准备，主要包括：①全面体检化验，排除严重内科疾病及局部感染灶；②术前应停止服用阿司匹林等易引起术后出血的药物；③手术应避开月经期；④根据患者自身条件和要求选用乳房假体的类型及大小、手术切口的位置以及假体植入的层次。

⑤ 假体隆胸手术切口在哪里？出血会不会很多？会不会很疼

假体隆胸手术常用的切口有：①乳晕切口，即在乳晕下缘与皮肤交界处做切口；②乳房下皱襞切口，切口位于乳房下缘边界处；③腋窝切口，切口位于腋毛覆盖区。此外，还有在内镜下从肚脐开口植入充注式盐水假体的方法。每一种切口都有各自的优缺点和适应证。假体植入的层次有胸大肌下和乳腺下两种不同的方式，对于今后还要考虑哺乳的女性，建议选择胸大肌下隆胸，可以减少对乳腺的不良影响；对于乳房有轻度下垂的女性，建议选用乳腺下隆胸，可以在一定程度上纠正下垂。根据手术方法的不同，手术需要1～2小时，出血在20～50ml，甚至更少。因为是在麻醉下手术，所以不会痛。术后疼痛可以忍受，也可以通过使用镇痛泵来缓解手术后的疼痛。

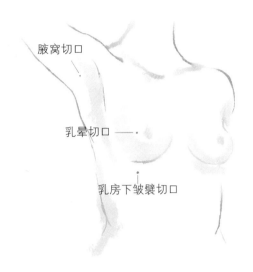

腋窝切口

乳晕切口 ——

乳房下皱襞切口

6
我还没结过婚可以做丰胸手术吗？对以后结婚生育会有什么影响？多长时间能恢复自然

现在最常用的丰胸方法是硅凝胶假体植入手术，此法效果立竿见影，副作用小，安全性高，对结婚生育基本没有影响，只是对于尚未生育的女性需要选择合适的手术方法，以减少对哺乳的影响。手术前要做全面的身体检查，以确定无重大脏器疾病，手术需避开月经期。一般术后住院3～5天，出院后3天左右来医院换一次药，术后7～10天拆线，拆线前伤口不可碰水，要护理好伤口。拆线后需要每天按摩胸部，1个月后手感外形就会趋于自然，坚持半年左右，此时效果基本可以稳定。隆胸手术之后，最好每年进行一次乳房的例行检查，除了医生检查以外，还可以做B超和钼靶的检查。

7
什么是自体脂肪隆乳？有什么优点

自体脂肪隆乳是对身体局部肥胖的部位如腹部、腰部、臀部、腿部进行负压吸脂，将抽吸出来的脂肪颗粒，通过离心纯化后注射到乳房里，使乳房丰满圆润。这是一种"一举两得"的整形方法，同时进行了吸脂减肥和隆乳手术。其优点是简单易行、安全、恢复快、切口小、不留明显手术瘢痕，但不足之处是一次脂肪移植的量不能过大，一般单侧不多于200ml，并且移植后超过50%的脂肪颗粒会被吸收，因此需多次移植才能达到较理想的效果，一般3～6个月后行第二次注射。自体脂肪隆胸术不适合于皮下脂肪不丰富的以及希望隆胸后产生明显增大效果的朋友。

8 **内镜隆胸和原来的手术方法相比，有什么不同**

内镜是一种手术辅助设备，可以将手术区域的景象直播到电视屏幕上，也就是说可以做到"边看屏幕边手术"。优点一是更精准：原来的隆胸手术，在剥离胸部假体腔隙的时候，是用工具和手伸入，凭医生的经验进行操作，具有一定的盲目性，而内镜下操作，可以精准剥离腔隙，精确切断血管和条索等，更安全。优点二是微创：原来的手术方法是大力钝性剥离，而内镜下，可以使用电刀做分离，完全可以不使用蛮力，术后疼痛感更轻。优点三是可以离断肌肉：传统方法对于胸大肌只能剥离不能离断，所以腔隙往往不够大、不够低、不够靠内，而内镜下可以将胸大肌起点离断一部分，将假体下置到合适的位置，使外形更完美，也就是达到了所谓的"双半血"动感隆胸效果。

9 **我15年前做的隆胸手术，外形和手感都还可以，是否需要更换假体**

隆胸手术是医学上最常用且可靠的丰胸方法。假体的寿命主要取决于假体的质量和术后保养，也与求美者形体的改变有关，一般可以维持终生。但目前没有任何厂家承诺假体可以在体内终生放置，也没有说在一定期限内必须取出来。但建议，术后短期内每3～6个月复诊一次；术后10年左右，可每1～2年复诊一次。正常情况下，做乳腺体检如胸部X光、乳腺钼靶、磁共振等，可顺带检查假体状况。出现以下情况则需考虑取出假体：①乳房假体植入位置异常；②假体破裂渗漏；③感染及排斥反应；④乳房假体有严重的包膜挛缩；⑤心理因素，如焦虑、恐惧。假体取出后，如果需要，半年后可以考虑脂肪移植或再次假体植入。

10 我的乳房很大，还出现了脖子酸痛，是疾病吗

女性乳房发育超常与整体比例明显失调者称为"巨乳症"。其病因多为青春期内分泌紊乱或哺乳后乳房扩张等，有一定的遗传因素。乳房过大给日常生活和工作带来许多不便，比如影响体形、穿衣受到限制、胸前的负重感、腰背酸痛、下垂乳房与皮肤摩擦出现湿疹、皮肤糜烂等，平躺时胸前有压迫感，有时夜间可因胸闷而惊醒等。巨乳症需要通过手术进行治疗，建议做乳房缩小整形手术，就是切除多余的乳腺组织及皮肤，提升乳房、乳头及乳晕。手术创伤较大，剥离范围广泛，术后会在双侧乳房留下手术切口瘢痕，需住院治疗。

11 乳房下垂如何矫正

乳房下垂是一种生理现象，常见于妊娠并哺乳后的中老年妇女。单纯的乳房下垂是指乳房皮肤松弛、乳房腺体萎缩、乳头及乳晕下移、乳峰变得不明显，与乳房肥大伴下垂者性质不同。乳房下垂可通过手术矫正，切除部分乳房皮肤，将乳头、乳晕上移到新位置，最后将乳房皮肤拉拢、收紧、缝合，以托起乳房。此外，有乳腺萎缩者可以配合增加乳房体积的隆乳术进行矫正。手术方法的选择主要根据乳房皮肤松弛的程度和乳房腺体的多少来决定。

⑫ 我怀孕前胸部还是蛮挺的，生完后乳房松弛下垂了，这个可以解决吗

女性到了中年，尤其产后哺乳后，胸部就会逐渐下垂。为了给宝宝哺乳，妊娠期女性的乳房会逐渐变大，主要原因是雌激素和孕激素的增多使得乳腺导管增生，腺泡增多，脂肪含量增加。而产后，女性体内的雌激素和孕激素会迅速下降，在哺乳期后下降更明显，乳房则会变小，部分女性还会出现乳房下垂。如果乳房下垂只是轻微的，产后可以通过按摩、穿塑形内衣、运动等方法恢复一部分，但如果是严重的乳房下垂和萎缩，那就需要根据自身的条件和要求，选择自体脂肪丰胸或者乳房假体植入来解决；如果皮肤松弛和乳房下垂较重，则可以通过整形手术对乳房进行提升；部分乳房既小又下垂的女性，可以通过上提加隆胸的办法解决体形问题。

⑬ 我生完孩子后乳房松弛下垂，两年前做了隆胸手术，现在乳头泌乳，这个正常吗

乳头溢液是乳腺疾病的常见症状，可分为生理性溢液和病理性溢液。生理性溢液指乳房本身没有明显疾病的溢液，一般为淡黄色。乳头刺激、性刺激、应用外源性刺激和某些镇静药等都可能诱发乳头溢液。病理性溢液是指由疾病导致的乳头溢液，常表现为单侧、自发性、间断性，局限于单个导管。常见为血性、浆液性。许多乳腺疾病（包括乳腺良性病变和恶性肿瘤）都可以引起乳腺导管病变而发生乳头溢液。隆胸手术尤其是植入假体的层次是在胸大肌下的，假体和乳腺组织之间还有肌肉组织，一般不会对乳腺组织造成影响，不会因为植入假体导致乳房疾病的发生率增高。但如果出现乳头溢液现象，还是建议到专科医院检查，排除病理性溢液。

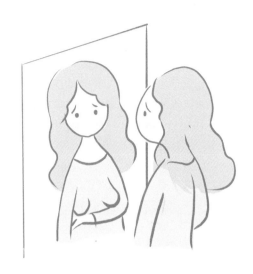

⑭ 女性乳房缺损后可以再造吗

　　乳房缺损多见于乳房肿瘤切除术后，或由外伤、感染所致，也可见于乳腺先天性发育不良。乳房缺损以单侧多见，不仅造成了身体的残缺，而且会给患者带来严重的心理压力。解决乳房缺损的主要方法是乳房再造术。它是一种安全、可行的治疗方式。在欧美国家，接受乳房切除的乳腺癌患者中有70%～80%的人选择乳房再造。中国目前还较少有人接受这项手术。乳房肿瘤患者如果接受了单纯乳房切除，可在切除时进行乳房再造，如乳房切除后需进行放疗，可在放疗结束6个月以后再进行乳房再造。相信将来随着经济水平的不断提高和对生活品质要求的不断追求，接受乳房再造手术的患者会越来越多。

⑮ 乳腺癌手术后是否应该选择乳房再造

　　乳腺癌根治术后的患者，乳房缺损会导致明显的胸部畸形，自信心会受到打击，情绪低落和忧郁，影响夫妻性生活和工作。乳房再造手术，可以避免上述情况的发生，是恢复自信心最直接、最有效的方法。在欧美国家，大部分乳腺癌患者在切除术后会即刻再造，完全没有切除后胸部畸形的过程，最大限度减少了对身心的影响。在我国，这种理念已经逐渐被大家接受，乳腺癌手术后实施乳房再造的患者也日益增多。此外，从技术层面上讲，以目前整形外科的技术，再造的乳房甚至可以达到乱真的程度。因此，乳腺癌患者应该在手术切除时选择乳房再造。

16 乳房肿瘤切除后有哪些方法可以再造乳房

对于因癌症等疾病而切除了乳房的女性来说，乳房再造术是恢复她们自信心和形体的最有效方法。常用的乳房再造方法有：①假体法。乳房切除术后，医生会在患者的皮肤与胸部的肌肉之间放入一个皮肤扩张器，然后定期地向扩张器内注入生理盐水，持续几周到几个月，等到皮肤扩张到足够植入乳房假体后，就可以将扩张器取出，然后植入一个乳房假体。如果仅去除了乳腺组织，皮肤没有缺损，可以直接植入乳房假体。②自体皮瓣法。就是用身体其他部位（如背部、腹部或臀部等）的皮肤、皮下组织或肌肉来再造乳房。皮瓣仍然可以与原来的部位相连，通过皮下隧道转移到胸部，形成乳房；也可以在腹部、大腿或臀部切取皮瓣后，通过吻合血管，重建血供的方法来再造乳房。在重建了乳房的体积量以后，还要重建乳头和乳晕，可以使用局部组织或对侧的乳头、乳晕，也可以使用文身的方法模拟乳晕。通过上述手段，可以制作出一个非常逼真的新乳房。

17 我有一侧的乳头完全陷在皮肤里面，看不到，可以整形吗

你的情况是"乳头内陷"。乳头内陷有原发性和继发性两种，原发性乳头内陷是由于乳头、乳晕的平滑肌发育不良，乳头下缺少组织支持。继发性乳头内陷常因外伤或手术、乳腺肿瘤以及乳腺炎后的纤维增生使乳头

受牵拉而引起。内陷的乳头内部有纤维束牵拉乳头至乳腺组织，乳腺导管甚短并发育不良。乳头内陷不仅影响美观，而且妨碍哺乳。如果感染，还会引起慢性炎症和疼痛等不适，甚至可能导致肿瘤的发生。轻度原发性乳头内陷可保守治疗，如用乳头负压吸引和手法牵引。如果保守治疗无效，不能将乳头牵出，就需要通过整形手术进行矫正。

18 我的乳头比较大，哺乳后就更大了，不好看，可以缩小吗

可以通过整形手术缩小。正常女性的乳头呈均匀的圆柱状，粗细及长短与乳晕、乳房成一定比例，向前挺立，两侧对称，富于美感。但乳头过长、过粗，失去正常比例，甚至呈松垂状，外形就不美了。这些可以通过简单的乳头缩小术来改变。乳头缩小术包括乳头过长的缩短术，乳头过粗的缩窄术，松垂乳头的矫正术以及乳头形态不圆滑、两侧不对称的矫正等，手术在局麻下进行。切口在乳头基底圆周或乳头圆柱体上，去除过多的乳头组织，然后缝合，术后用纱布覆盖，7～8天后拆线。

19 哺乳后觉得乳晕比以前黑了很多，这是为什么

乳晕和乳头一样，虽然只是乳房组织的一小部分，但是却有其独特而不可取代的生理功能，大部分的乳腺管出口聚集于乳头组织。乳晕也是随着青春期的到来而逐渐明显，更因妊娠、哺乳而增加其范围及色素沉着，它的形成和体内雌激素有关。人种肤色不同也会影响乳晕的颜色，深肤色的人种，一般而言易形成深黑色的乳晕，但是却不会因日晒而变黑。一般来说，女性的乳头和乳腺发育各有不同，乳头的颜色也有许多差别。乳晕变黑的主要原因是细胞老化、雌激素分泌，导致乳头表皮组织的黑色素沉淀。只要是到了性成熟期，乳头色泽自然就会呈现不同程度加深，但从另一个角度看，乳晕变黑其实是女性身体成熟的象征。

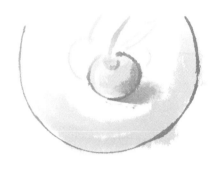

20 乳晕比较黑，有什么好的解决方法

对于乳晕颜色较深，有多种治疗方法，主要有：①激光去色。优点是见效快，缺点是创面恢复时间较长，大约需要10天，等痂皮脱落后，就可变成色泽较淡的乳晕，每个人体质不同，一般3～6个月就会恢复原本的颜色。②文饰法。采用文身方式，把乳晕部分的皮肤文饰成粉红色，虽然效果持久，但色泽比较死板，一旦文上，想要去除就比较困难。③美白产品。利用美白产品来涂抹乳晕部位，有滋养的功效，但是美白效果有限。对于怀孕、分娩后激素分泌变化导致乳晕变黑的人而言，由于黑色素沉淀在真皮层，而美白产品仅对表皮层的黑色素淡化有效，因此将美白保养品涂在乳头上，并没有效果，需要等激素水平恢复后才会有所好转。

21 我是20岁的男生，两侧乳房都比较大，都不好意思去游泳，需要治疗吗

你的情况可能是"男性乳房发育"，是指男性一侧或双侧乳房在青春期出现轻度肥大或呈女性样的发育，又称男性女性型乳房。这种情况并不少见，通常在21岁之前出现，以后会逐渐缩小并恢复常态，也可见于成年人，多是激素异常所致。青春期后男性乳房发育患者，常由内分泌疾病

或肝脏疾病引起。单纯的男性乳房发育对身体没有什么危害，但对心理和精神的压力比较大。如果外形确实引人注目，可以考虑整形手术治疗，通过乳晕切口摘除乳腺组织，手术简单，由于切口在乳晕周围，术后不会留下明显的瘢痕。如果乳房含有较多的脂肪组织，还可以辅助吸脂去除过多的脂肪，使胸部达到平坦、结实的效果。

 男性可以通过手术整出健美的胸肌吗

男性胸部肌肉的丰满结实，是青春健美的标志之一。发达的胸部肌肉，使男性显得强壮、魁梧。胸大肌是一块扇形扁肌，按肌纤维走向可分成上、中、下三部分。一般可以通过有针对性的锻炼使胸大肌发达起来，形成一个健美的外形。但对于某些不愿意或不方便通过锻炼来增强肌肉的人，一些患有先天性疾病（如Poland综合征）的人，整形外科提供了一条捷径，可以通过手术使男性快速拥有健美的胸部。其方法同女性隆乳相似，在胸大肌或皮肤下植入胸大肌形状的假体，增加胸部的体积。假体可以是硅胶，也可以是PTFE等其他高分子材料，具有一定的韧性、质感，手感与真实肌肉接近。

 我两侧乳房上面靠近腋窝的地方有两个很小的乳头，下面还比较鼓，是怎么回事

你的情况是"副乳"，就是多余的乳房。人在胎儿时期，从腋窝一直到腹股沟这两条线上，有6～8对乳腺的始基，到出生前，除了胸前的一对外，其余全部都退化了。少数妇女有多余的乳腺没有退化或退化不全的异常现象，称为副乳。可发生在单侧或双侧，常见的部位在腋窝，亦可见于胸壁、腹部、腹股沟、大腿外侧，偶见于面颊、耳、颈、上肢、肩、臀、外阴等处。副乳的临床表现为：①有乳腺组织无乳头；②有乳头无乳腺组织；③有乳头又有乳腺组织。临床上凡具有腺体组织的副乳，同正常乳房一样，会受到各种性激素的影响，呈周期性变化，比如月经前有胀痛感等，哺乳时还会分泌出少量乳汁来。一般无须处理，如果影响外观，可以通过手术切除。

㉔ 我5年前接受过"注射隆胸"，可现在听人家说这种材料很不好，能取出吗？怎么取？取出的同时可放置假体隆胸吗

"注射隆胸"是将聚丙烯酰胺水凝胶注入乳房后间隙的一种隆乳方法。该方法曾被泛滥而无原则地使用，因此出现了许多并发症，2006年已被国家明令禁止使用。对于一些注射后产生并发症且无法缓解心理恐惧的求美者，可以到医院通过手术取出注射物。没有出现并发症的求美者不必过于紧张，应定期（每年1次）到医院做乳腺的体检。若要取出注射物，最好通过手术切开皮肤后在直视下进行清除，因为凝胶状的注射物进入体内后常与组织交织在一起，无法通过单纯抽吸将其清除。手术一般经乳晕下缘切口切开皮肤，肉眼直视下取出注射凝胶。对形成的较厚的包膜以及聚丙烯酰胺与组织融合形成的团块予以切除；对注入肌肉内的注射物采用抽吸、搔刮方式予以清除，必要时对已变性呈半透明硬块状的部分予以切除，并使用大量的生理盐水冲洗。但即便如此，也不可能彻底清除体内的注射物。一般不建议在取出注射物的同时放置乳房假体，如果取出比较彻底，且取出后形体变化较大，可以考虑放置。

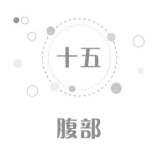

腹部

1 我的肚脐有点向外突出，我觉得很难看，可以整形吗

肚脐是脐带脱落后留下的残迹，外露机会较多，特别一到夏天，天性爱美的女孩就争先恐后地穿上了低腰裤、露脐装。这时，女孩们都希望自己能拥有一个漂亮的肚脐，脐部美容越来越受到重视。肚脐是身体上下两部分的黄金分割点，所以也成了腹部的一个基本美学标志。肚脐的形状由多种因素决定。对于因脐周脂肪堆积而导致的肚脐形状不好，可以通过脐周的吸脂手术来达到立竿见影的效果；对于肚脐突出或者非脂肪原因造成的肚脐形状不好，可以通过手术来改变肚脐的形状和深浅。手术一般是在肚脐边缘做切口，切除部分组织而改变肚脐的外形。手术需要1小时左右，创口很小，1周左右就可拆线。

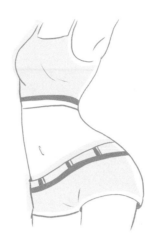

2 什么样的肚脐适合整形

　　需要整形的肚脐适应证有外伤、感染、手术后形成的脐部瘢痕，或确实影响美观的脐发育不良者。对于肝硬化腹水形成的"满月脐"、腹壁静脉曲张形成的"海蛇样脐"、内脏癌肿转移形成的"瘤状脐"，还有忽隐忽现的"脐疝"、时常溢出分泌液的"脐瘘"等，不可随便进行手术整形，应通过外科手术进行治疗。还有一些脐的变形不是病理性的，也不需要手术整形，比如妊娠晚期的脐部突出在产后会自行消失；对于消瘦而显现的脐突出，可通过腹肌锻炼和增加营养，让脐周的肌肉和脂肪饱满起来，脐孔自然会凹进去了。脐的形状各异，有圆形脐、菱形脐、凹脐、凸脐等，只要不是外形异常，都是美丽的。正如世界是多样化的一样，肚脐美容也不可追求单一模式。

3 我今年40岁，腰腹部比较粗，想做抽脂手术，而且我腹部留有剖宫产的瘢痕和妊娠纹，能不能一起整形啊

　　当然可以，我们建议你在抽吸脂肪的同时利用腹部瘢痕做一个腹壁的

整形手术，效果更好。瘢痕的整形手术就是将瘢痕切除后将皮肤重新缝合，如果腹部皮肤松弛，还可以同时进行腹部整形手术，将多余的皮肤切除，收紧小腹。手术不复杂，主要是要做到充分的皮肤减张配以精细的缝合。在瘢痕整形和腹部整形的基础上，再对腹部其他部位的皮下脂肪进行抽吸，整个腹部的外形就会得到明显改善。妊娠纹产生的主要原因是妊娠时腹围增大，皮肤弹力纤维断裂，表现为条纹状的色素减退。目前还没有什么好办法可以去除妊娠纹，使用紫外线照射以及射频灯照射治疗可能会有所改善。

④ 我想做腰腹部的抽脂，请介绍一下相关知识好吗

腰腹部是脂肪抽吸最常见的部位，占吸脂病例的50%～75%。腹部皮下脂肪的分布具有性别差异，男性主要分布在上腹部，而女性腰腹部脂肪多于上腹部。腰腹部脂肪抽吸选择脐缘小切口，将手术瘢痕隐藏在脐窝里，此外对下腹部吸脂，切口还可选择在腹股沟和阴毛分布区等隐蔽部位。术后需要穿弹力塑身衣3个月左右，待消肿后会达到比较理想的形体效果。手术效果取决于局部抽吸量、局部的对称性和平整度以及与周围非抽吸区的自然过渡。腰腹部抽脂手术后腰围会有明显的缩小，此后需要控制饮食和加强锻炼来保持抽脂的效果。

⑤ 腹壁整形手术的安全性怎样？有无手术禁忌证

由于各种原因引起的腹壁畸形需要进行腹壁整形手术。目前认为腹壁畸形主要是由腹壁的皮肤松弛、皮下脂肪堆积、腹直肌及腹外斜肌松弛等原因引起。可以考虑腹壁整形术配合脂肪抽吸术，以增强手术效果。以往很多学者认为负压脂肪抽吸联合腹壁成形术创伤较大，容易引起更多的并发症，特别是皮肤坏死或脂肪栓塞的形成。但是随着肿胀负压抽吸技术的成熟以及改良腹壁成形术的推广，联合手术的安全性得到了保障，甚至能达到更好的手术效果。手术禁忌证包括严重的心血管疾病、糖尿病等。

⑥ 我生育之后腹部有些赘肉，想改善一下体形，可我在不同医院咨询的时候，有的说要抽脂，有的说要吸脂，还有的说要进行形体雕塑，为什么啊

你的疑问相信大部分人都遇到过。其实抽脂、吸脂、形体雕塑，甚至还有人体去脂美容术、减肥术等，这些说的都是一回事情，医学上称之为"脂肪抽吸术"。这个手术是通过一个可以产生负压的机器（或注射器），经由一个专用的吸脂管，把皮下脂肪抽出体外。特殊情况下还可以将抽出的脂肪处理后通过注射的方法移植到身体别的部位来改善形体，从而达到去高补低，塑造完美人体轮廓的目的，因此也有人称其为形体雕塑术。从上面的介绍你可以看出脂肪抽吸术是以塑形为目的，因为脂肪的密度很小，所以术后体重并不会有太大的变化。

⑦ 我想做抽脂手术，可是我想不明白到底是怎么把脂肪抽出来的，抽脂的原理是什么

抽脂的原理很简单，首先向需要抽脂部位的脂肪层内注射大量特殊配方的液体，使其肿胀增厚，然后通过一个或几个较小的皮肤切口插入吸管，将脂肪吸出体外。可以将脂肪抽吸过程想象成使用吸尘器插入棉被夹层吸出棉花。由于有些部位的脂肪比较致密而难以吸出，可以配合使用超声波、高频电场、激光等技术，先将脂肪融解成液体或半液体状，就很容易吸出体外。抽脂手术经过几十年的发展，随着对人体组织结构更深入的了解和麻醉技术的进一步提高，以及在抽脂过程中各种先进设备的辅助应用，出现了很多新观念、新方法，使脂肪抽吸手术的效果有了很大的提高，同时其安全性也有了更大的保障。

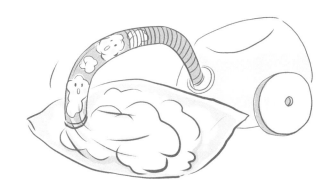

⑧ 吸脂手术是否安全？有没有副作用

任何手术都有一定的副作用和风险，吸脂手术也不例外。吸脂手术后在吸脂部位一般都会出现程度不一的皮下瘀血、硬结、疼痛、轻度高低不平等，这些症状需要几个月的时间慢慢恢复。由于吸脂一般需要半身或全身麻醉，所以还要考虑到麻醉后的不适和可能产生的意外，比如术后的恶心、呕吐、头晕等。吸脂手术可能产生的危及生命的严重并发症较为罕见，但手术前一定要遵照医嘱进行全面的术前检查，如果你患有重大疾病，一定要如实告诉医生，以避免可能产生的并发症。一般来说，只要按照正规的操作程序，在正规的整形机构内进行这项手术，安全性还是很高的。

⑨ 什么季节做吸脂手术好？手术前后要注意些什么

吸脂手术需要住院，只要有足够的住院和休息时间，任何季节都可以做吸脂手术。但考虑到吸脂术后要穿几个月的紧身衣，夏季吸脂可能不太方便。在做吸脂手术前需做全套的身体检查，确定无重大脏器疾病，女性还需避开月经期，手术后需住院观察3～5天，静脉滴注3天的抗生素后，口服消炎药3~5天，在手术后第3天和第7天回医院换药，第10~12天拆线。拆线前切口处不能沾水，忌烟酒、辛辣等刺激性食品，手术区域需要敷料加压包扎1周左右，在加压包扎去除后根据手术区域需要选择适合的紧身衣裤穿3个月，以利于吸脂手术后皮肤更好地恢复收紧和体形的维护。

⑩ 我浑身肉嘟嘟，可以一次性抽脂吗？全身都可以做吗

基于安全性考虑，我们不建议一次性多部位、大容量抽吸，一般一次抽吸的脂肪量在2000ml以下是比较安全的，吸脂量过大会增加手术风险。全身吸脂者最好是分次、分部位进行抽脂，这样虽然麻烦些，但是可以将手术风险降到最低。可以组合面部、背部和上臂，腹部和腰部，双侧大小腿分次抽吸，这样每次采用一种麻醉方式就够了，减少了麻醉风险和花费。手术部位比较集中，护理也比较容易，同时也可以缩短术后恢复时间。脂肪抽吸仅限于皮下的脂肪，理论上讲，只要是皮下的脂肪都可以抽吸，比如面部、颈部、胸部、腹部、上臂、背部、腰部、臀部、大腿以及小腿等，但如果是其他部位的脂肪，比如腹腔内的脂肪就无法吸除。

⑪ 我一家都是很胖的那种，我身高1.58m已经66kg了，可以做吸脂减肥吗

按照你的身高，合适的体重应该是在55kg左右，目前的体重是过高了。你这种家族性肥胖是非常难以治疗的，需要长期的饮食控制和身体锻炼，以燃烧掉体内堆积的脂肪，此外还要做一些全身的检查，以排除内分泌或者其他原因引起的肥胖。脂肪抽吸只能将一部分皮下脂肪抽出体外，并不能将全身内外的脂肪都消灭掉，对于全身肥胖的人来说，除了皮下脂肪之外，躯干深层以及腹腔内都会积聚大量的脂肪，这部分脂肪是无法通过吸脂来去除的。所以说，脂肪抽吸仅能达到身体塑形的作用，无法达到减轻体重的目的。

⑫ 我准备明年结婚，现在做吸脂手术会影响生育吗

抽脂手术后有一个恢复期，需要穿紧身衣裤3~6个月。如果你准备半年以后结婚，恢复时间足够了，婚礼服要等到吸脂恢复以后再选购，因为届时腰腹部的尺寸会有明显的缩小。抽脂手术是在皮肤下面的脂肪层中进行，不进入腹腔内，也不会在皮肤上留下明显的切口，所以不会对生育有太大影响。另外临床观察表明，怀孕前的女性实施抽脂术后，还可能会减少怀孕后腹部妊娠纹的发生。如果是做四肢和面部的吸脂，则对婚育的影响更小。

⑬ 抽脂手术后皮肤会不会变得松弛，出现皱纹呢

抽脂手术后脂肪少了，身体的轮廓缩小了，皮肤会相对多起来，但这种增多的程度是很有限的，与生孩子后肚子变小相比较是微不足道的。皮肤是有弹性的组织，就像吹足了气的气球，放了一点气表面并不会起皱，皮肤也会逐渐回缩，不会永远松弛。此外，皮肤的深层有很多纤维隔像绳索一样把皮肤和深部组织牢牢地铆在一起。抽脂术只是把皮下的脂肪组织抽掉了，这些纵横交错的网络还在，富有弹性的它们会把皮肤再拉回来重新粘贴起来。术后还需要穿一段时间的紧身衣裤，来帮助皮肤快速回缩。

14 我1个月前做了腰腹部抽脂手术，为什么手术前后体重变化不大呢

你首先应该明白的是抽脂手术是为了塑形，而不是为了减轻体重，即使一次抽吸脂肪3000ml，从重量上来说也只有2kg多，对体重影响不大。抽脂手术只是"抽高补低"，通俗地讲，就是把你身体上局部突出的部分脂肪抽掉，必要的时候还可以填到凹陷的局部去，从而塑造一个完美的体形。因此评价抽脂手术的好坏绝对不是体重减少多少，而是看抽吸后的体形是否恰到好处，达到"凹凸有致"的最佳效果。其次，除了手术中抽出的脂肪颗粒，体内还剩余有破碎的脂肪颗粒，这些都要靠体内的一种像清道夫一样的巨噬细胞逐步清除掉。另外，术后1个月水肿也还没有完全消退，一般术后2~3个月才会稳定。

15 抽脂手术后要注意哪些事项？手术后会不会反弹

抽脂手术后要住院观察3天左右，此后需要穿紧身衣裤几个月，用来对抽脂部位进行压迫和塑形，抽脂区域出现一些淤斑和不平整是正常的，需要几周时间消退，如果压迫不确切，局部还可能出现皮下积液，需要找医生处理。人的脂肪细胞自出生起数目就是恒定的，青春期之后脂肪细胞只会在体积上变大，不再会有数目的增多。脂肪抽吸手术可以消除部分脂肪细胞，剩余的部分即使扩张一些也不大会回复到原先的程度。但是如果你觉得做过手术就相当于进了保险箱，暴饮暴食的话，那就不好说了。手术以后要有一个良好的生活习惯，尤其要注意自己的饮食结构，避免高糖、高脂肪和高热量饮食，要注意坚持适当的运动，以维持抽脂手术之后的良好效果。

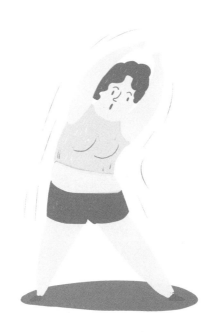

16

抽脂手术前要做很多检查吗？是否一定要住院

　　由于脂肪抽吸手术属于相对较大的手术，为了充分保障求美者的安全，抽脂术的术前检查比较严格，不仅仅局限于局部情况，还需全面评价求美者的健康状况，判断心、肝、肺、肾等主要脏器的功能状况。以往所患的疾病、对何种药物过敏、是否服用过减肥药、避孕药等、是否做过减肥治疗或者抽脂术都有可能对这次手术造成影响。对于年龄较大者，要检查血压、血糖；对于长期抽烟者，要检查肺功能，手术前要戒烟，女性求美者要注意避开月经期，因为月经期间容易出血，术后恢复慢。如果是在局麻下进行局部抽脂，抽吸量在2000ml之内，可以不用住院；如果两个部位以上进行抽脂，抽吸量在2500ml以上，或在半身或全身麻醉下进行抽脂，需要住院观察3天左右。

我想做抽脂手术，请问什么情况不可以做手术

不是每个肥胖的人都可以做抽脂术，主要有以下情况：①心、肝、肺、肾等主要脏器功能减退，不能耐受手术者；②有心理障碍、期望值过高以及对自身形体要求苛刻；③皮肤严重松弛而皮下脂肪过少者；④对麻醉药过敏者、有药物滥用史或吸毒、重度吸烟者；⑤局部皮肤有炎症或较多瘢痕者；⑥月经期、哺乳期和妊娠期的女性；⑦病态肥胖或基于其他疾病肥胖者，应首先治疗原发疾病；⑧伴有不稳定或难以控制的疾病者，如高血压或高血糖患者；⑨18岁以下的未成年人；⑩医生认为不宜行抽脂术的其他情况。

 我想去掉腹部脂肪，又害怕做抽脂手术，有其他治疗方法吗

害怕传统抽脂手术带来的疼痛，也不想要有大伤口，又想在较短时间内摆脱肥胖，现在已经有其他选择。①激光融脂：利用光导纤维，将高能量的激光导入体内，将脂肪融解称为液态，再抽出体外或体内吸收而自然代谢。②超声融脂：利用聚焦设备，将超声波聚焦到皮下脂肪层，通过超声波高能量，将脂肪组织击碎，击碎的脂肪会通过体内自然代谢。③冷冻融脂：透过侵入性的低温技术，将选择区域的顽固脂肪结晶化，让脂肪细胞逐渐凋零进而促使脂肪分解，使得脂肪层逐渐减少，进而达到瘦身塑形的目的。激光融脂是微创手术，需要在手术室里操作，超声融脂和冷冻融脂都是非侵入性的减脂治疗，没有皮肤创伤，可以在门诊治疗。

什么是病态肥胖？有哪些危害？怎么治疗

肥胖是全球性愈来愈严重的健康问题，肥胖会导致很多疾病并影响寿命。达到病态性肥胖时，体重指数（BMI）>40（体重指数=体重÷身高^2），其死亡率会呈现急剧增加的曲线。单纯病态性肥胖是由某些生活行为因素所造成的能量代谢失衡的疾病，而非先天性或代谢性疾病及神经和内分泌疾病所造成的继发性病理性肥胖。病态肥胖可导致高血压、冠心病、胰岛素抵抗型糖尿病等多种慢性疾病，严重影响患者的寿命和生活质量。目前，消化道短路等手术减重是治疗病态性肥胖的最好方法，可以降低或根治因肥胖所引起的糖尿病、高血压、癌症、呼吸中止、感染、下肢淤血等，降低病态性肥胖患者的死亡率，明显提高患者的生活质量，并减少患者的整体医疗费用。

⑳ 我身高1.7m，体重180kg，无法控制超常的食欲，可以做"切胃手术"减肥吗

你的体重指数已经高达62了，如果其他治疗无效，可以考虑使用腹腔镜微创减重手术。采用减重手术治疗病态肥胖已有半个多世纪的历史，近10多年来，随着腹腔镜微创技术的发展，越来越多的减重手术都在腹腔镜下进行。目前最常做的三种减重手术是腹腔镜胃肠绕道手术、腹腔镜可调节胃束带手术和腹腔镜袖套式胃切除及部分小肠切除术。减重手术的适应证包括：①病态肥胖（BMI>35～40）或重度肥胖（BMI>32）且已合并有肥胖所导致的主要内科疾病；②内科疗法尝试减重失败；③年龄18～55岁；④无内分泌系统异常；⑤无主要精神疾病，无嗜睡或药物滥用；⑥无主要器官功能严重异常，且能接受手术者。

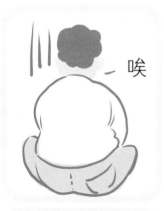

$$体重指数（BMI）= \frac{体重（kg）}{身高^2（m^2）}$$

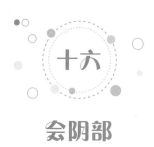

十六

会阴部

1 我的阴茎很短，可以延长吗

成年人的阴茎长度差异很大，调查显示阴茎疲软时的长度从6.5cm到8.4cm不等，勃起时的长度可以是疲软时的2倍多，平均可以达到12cm以上。许多人认为自己的阴茎过短，其实大多是自己的感觉，如果能够过性生活甚至生孩子，就说明阴茎不存在过短的情况。一般认为，如果阴茎疲软时长度小于4cm，勃起时长度小于8cm，才能称为阴茎过短。对于这种过短的阴茎，可以采取整形的方法加以延长，阴茎延长的整形并不是真正的延长阴茎的长度，而是把藏在会阴部的那一段隐匿的阴茎暴露出来，以增加性生活时的阴茎长度。一般来说，通过阴茎延长手术可以延长3cm左右，可以基本满足性生活的需要。

2 我的阴茎在勃起的时候比较细，请问阴茎可以增粗吗

正常情况下，阴茎勃起后的周径是8～11cm，如果勃起后的周径不到8cm，则属于偏小，但是只要不影响性生活，就不必考虑整形手术。目前来说，阴茎增粗的整形方法有两个：一是向阴茎内注射一些填充物，以增加阴茎的直径，但是注射要非常慎重，因为注入体内的材料一般是无法取出的；二是在阴茎的皮下或海绵体周围植入固体假体，以增加阴茎的粗度和硬度。总的来说，至今为止还没有一个令人非常满意的手术方法来加粗阴茎。由于手术还会在皮肤上留下切口和瘢痕，因此考虑手术增粗阴茎时一定要慎重。

3 小时候下半身严重烧伤，连阴茎也没有了，是否可以再造

你的情况属于非常严重的烧伤，阴茎有时候会由于烧伤、动物咬伤等原因缺损，这种情况只能通过整形再造的方法来进行重建。阴茎的再造比较复杂，因为阴茎具有排尿和性生活两种功能，再造阴茎的首要目的是恢复阴茎的性功能，可以使用自身肋软骨或者人造假体作为支架，外面使用自己的皮肤和软组织包裹，形成一个长度、粗度和硬度足够的人造阴茎，满足性生活的需要。此外，还要重建尿道，将原来位于会阴部的尿道口前移到重建阴茎的顶端，可以达到站立小便的程度。阴茎再造是一个难度比较高的手术，请到专业的整形机构做进一步的咨询。

4 我儿子的小便不是从"小鸡鸡"前面出来的，只能蹲着小便，是怎么回事

你说的这种情况医学上称为"尿道下裂"，是一种先天性畸形。正常的男性尿道开口在阴茎的顶端，龟头的正中稍偏下方。胎儿在母亲子宫期间，

随着胎儿的生长发育，尿道慢慢从膀胱里面顺着阴茎延伸出来，最后到达阴茎的顶端，如果在胚胎时期受到了某种影响，导致这种发育停顿或延迟，尿道开口停顿在膀胱和龟头之间的某个位置，就形成了尿道下裂。可以通过手术治疗，将尿道开口向前移动到阴茎的顶端。尿道下裂的开口位置越接近膀胱，治疗的难度就越大，有些尿道下裂的患儿还合并有阴茎的弯曲或短小。尿道下裂患儿的治疗年龄以往主张是3～5岁，而现在的看法是在2岁前就可以进行手术，以最大限度减少对患儿心理的影响。

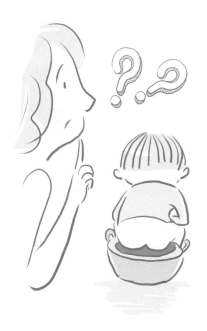

5

我女儿已经19岁了，可是月经还没来，到妇产科检查了，说是"先天性阴道闭锁"，有办法治疗吗

先天性阴道闭锁的发病率非常低，是一种胚胎发育障碍导致的畸形，又称为"石女"，可以通过整形手术进行治疗。症状比较轻的患者仅仅是阴道开口的部位封闭了，阴道是完整的，治疗方法比较简单，只需切开阴道口即可；而对于那些阴道也狭窄甚至缺如的患者，整形手术就比较复杂，需要进行阴道再造的手术，可以采用自身的皮肤或结肠进行阴道再造。阴道再造的手术最好在有了性生活以后做，因为再造的阴道需要长期佩戴模具支撑，以防回缩，有了性生活以后，就不需要佩戴模具了，可以长久保持手术效果。

6 做了变性手术后能够结婚生孩子吗

变性手术是指去除原有的性器官和第二性征，再造异性的性器官和第二性征的手术。如果是男变女，则需要切除睾丸、阴茎和喉结，再造乳房和阴道；如果是女变男，就需要切除乳腺、卵巢、阴道，再造阴茎。在男变女的情况，通过手术再造的阴道仅仅能够满足性生活，没有卵巢排出卵子无法受精，即使使用人工受精卵，由于没有子宫也是不能生育的。而那些女变男的病例，人造的阴茎也只能够满足性生活，由于没有睾丸，不能产生精子，所以就不存在生育的可能。所以，变性手术之后只能结婚，不能生育。

7 我是个男生，可是从小就想做女孩子，请问你们能给我做变性手术吗

性别有着多种含义，首先是生理性别，也就是指基因上的性别，男性的染色体是"46，XY"，女性的染色体是"46，XX"，生理性别与生俱来，是客观存在且无法改变的；其次是心理性别，指个体对自身的性别认识，心理性别自幼形成后通常就维持终生；再次是社会性别，是指个体存在于这个社会的性别状态。对于绝大多数人，这三种不同意义的性别是一致的，只有极少数人会出现矛盾，比如你，生理性别和社会性别是男性，而心理性别是女性。对于这种不协调的情况，首先应该尝试通过心理治疗

来纠正自己的心理性别，如果治疗无效，而自身想改变性别的意愿又非常强烈，那么就只能通过变性手术来转变自己的外表，转变自己的社会性别，使其符合你的心理性别。

8 做变性手术需要哪些手续

有变性要求的人首先要进行心理治疗，如确系治疗无效者才能考虑手术治疗。此外，性别的改变不仅仅是一个人的行为，还会严重影响到家人尤其是配偶。社会性别的改变还会带来一系列的影响，从身份证到各种与法律有关的文件，其中的"性别"一栏内都要发生变化。所以，变性手术最低限度的相关文件包括下列内容：①精神科医生出具的患有"易性癖"且治疗无效的证明；②户籍所在地公安部门出具的同意改变性别的证明书；③直系亲属（父母、配偶或孩子）签署的手术同意书，如亲属本人未到场还需要公证部门出具公证书；④本人提交的变性手术申请书等。

9 可以做处女膜的修复手术吗

可以做的。处女膜是阴道口黏膜的花瓣状突起，可由于性生活、外伤及剧烈的活动而出现小裂口。因此，性生活并不是造成处女膜破裂的唯一原因。未婚女性处女膜破裂，而本人又有迫切希望修复的，医生可以为她做处女膜修补术。手术原理简单来说就是：在处女膜裂口处人为造成一个新的创面，然后将黏膜缝合起来使其愈合。需要提醒的是，手术最好在月经干净后3～7天进行，手术以后除了常规服用抗生素和日常清洁外，1个月内不要做剧烈活动，也不要骑自行车，以免缝合处伤口重新裂开。

⑩ 我是两个孩子的母亲，今年36岁，最近发现自己的阴道明显松弛了，可以修复吗

首先来学习一下局部解剖学知识：阴道最表面的一层是黏膜层，其深层是括约肌、肛提肌和球海绵体肌，这些肌肉环形包绕在阴道和肛门周围，维持着肛门和阴道的收缩作用。我们知道，阴道不仅是性器官，同时也是胎儿分娩的通道。所以，由于分娩、多次分娩、胎儿较大甚至分娩导致的产伤，可使阴道黏膜松弛、肌肉撕裂或变薄，从而造成阴道收缩力下降，性快感减弱。手术除了需缩小阴道口和缩紧阴道黏膜外，更重要的是要把撕裂和变薄的肌肉分离出来，对位紧缩缝合，这样才能起到修复重建的作用。需要提醒的是，手术最好在月经干净后3～7天进行，手术后静卧3～7天，2个月内禁止性生活。

⑪ 我的两侧小阴唇大小差别很大，可以整形吗

小阴唇位于大阴唇内侧，左右两片，是遮盖阴道口的解剖结构。一般两侧的小阴唇大小基本对称，但可有细微的差别。如果小阴唇过大，垂于会阴之外，行走时容易摩擦，引发皮肤黏膜糜烂，给日常生活带来不便；有时候两侧的小阴唇大小相差过大，导致外阴不够美观。上述症状都可以通过整形手术进行治疗。手术方法是将过大的小阴唇进行部分切除，切除的方法有很多种，其原则是手术后的大小要适中，使双侧小阴唇外形尽可能接近，且尽可能减少对其敏感神经的影响。手术最好在月经干净后3～7天进行，术后常规服用抗生素5～7天。另外，会阴部血管丰富、组织疏松，术后容易出现血肿和剧烈肿胀，手术后最好静卧2～3天，有利于顺利恢复。

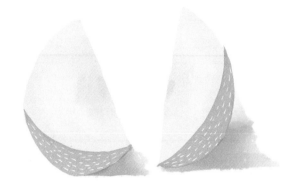

⑫ 激光治疗可以使阴道年轻化吗

阴道是女性最重要的功能性器官，年轻的时候阴道就像没用过的橡皮筋一样，紧致而有弹性。但随着年龄的增加和产道分娩，阴道变得松弛而没有弹性，还可能出现敏感度下降、性交障碍、干涩疼痛甚至压力性尿失禁。以前阴道松弛只能通过手术解决，而目前还有物理方法紧缩阴道，如二氧化碳点阵激光或 2940mm 波长的点阵铒激光，利用光热作用刺激阴道黏膜中的纤维细胞增生，并使受损的胶原纤维重塑，从而提高阴道的紧实度，以达到紧致的效果。它不仅可改善阴道的松弛，还可以增加阴道壁的厚度，对尿道支持作用也增强，可改善尿失禁。同时可以让阴道的敏感度及润滑度增加，干涩感消失，唤起女性的性功能，从而提高女性的生活质量。

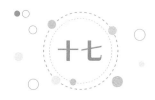

下肢和足部

1

我的大脚趾有点外翻，不太好看，而且走路时间长了就会疼痛，可以治疗吗

你的情况在医学上称为"拇外翻"，表现为大脚趾方向指向外侧，其根部向外突出，形成一个明显的角状突起，严重的患者第1、第2足趾相互交叠，引起穿鞋和行走不便，非常痛苦。其具体发生原因目前还不清楚，但可能与遗传、穿尖头鞋、长期足部负重等有关。根据外翻程度，有不同的手术方法。症状较轻的主要影响外观，年轻爱美的女性要求手术的多一些；而中、重度外翻对功能影响较大，一般都是因为影响功能而要求治疗。目前的治疗方法主要还是手术，手术方法有几十种之多，但大致可分为三类：软组织手术、骨骼手术以及两者相结合的手术。你最好去医院就诊，拍摄X线片，确定分类后再根据具体情况选择手术方案。

2 我的小腿相当粗壮，摸上去硬硬的，估计是属于肌肉型的，有没有办法可以缩小一些

如果小腿粗壮以肌肉为主的话，可以采用局部注射肉毒毒素的方法，还有人采用选择性切除小腿肌肉支配神经的方法。不论哪种方法，都是让小腿局部的肌肉萎缩，以达到改善外观的目的。因为小腿部位活动代偿肌肉较多，一般不会引起小腿活动受限。选择性切除小腿肌肉支配神经的方法目前尚处于临床试验阶段，还没有成为一种公认的标准手术方式。局部注射肉毒毒素应6个月重复一次，一般需要注射2～3次。传统的手术是采用局部大切口，切除部分小腿肌肉来达到改善外形的目的，但因为创伤较大、瘢痕明显，这种手术方法已被淘汰。

3 大腿比较粗怎么办？可以打瘦腿针吗

从人体结构来看，大腿粗的原因可能有三个：脂肪过厚、肌肉过粗、骨架过大，而整形美容治疗能改变的只有脂肪和肌肉。大腿粗大部分都是因为脂肪肥厚，所以瘦大腿可先考虑减少大腿的脂肪，采用手术抽脂、激光融脂、超声融脂、冷冻减脂等方法，就可以有效地缩小大腿的周径。如果确定是肌肉型的，虽然理论上讲可以考虑注射肉毒毒素，但实际上很少用。原因是人体平时的很多活动都是依靠大腿肌肉带动，如果将大腿肌肉的收缩力减弱，可能会影响行走和活动。此外，肉毒毒素制剂的单次注射量，在说明书上规定不能超过200U，而这个量对于大腿部位粗壮的肌肉来说，远远不够，难以达到瘦小的目的，因此，目前较少使用肉毒毒素注射大腿肌肉。

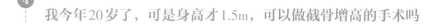

4 我今年20岁了，可是身高才1.5m，可以做截骨增高的手术吗

你所说的这个手术在医学上称为"下肢延长术"，手术方法是将小腿的两根骨头都离断，再用特殊器械固定骨头的两个断端，每天将断端分开一点点，依靠骨折后自然生长的原理，逐渐延长下肢的骨骼。由于这个手术创伤较大，还出现了一些令人担忧的并发症，十几年前，卫生部下发紧急通知，严禁把双下肢延长术用于人体美容增高，严禁诱导不具备手术适应证的患者实施肢体延长术。明确限定该技术的适应证为先天畸形、外伤、肿瘤、感染等原因所致的骨缺损或肢体不等长以及因疾病引起的肢体畸形，并限定了开展此项目的医疗机构和医生。因此如果不是特殊情况，建议你不要轻易考虑通过下肢延长术来增高。

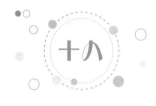

牙齿美容

1 我的牙齿很黄，可以漂白吗

牙齿黄分为以下几种：①原来牙齿很白，后来慢慢变黄。原因可能是抽烟的烟渍和长期喝茶的茶渍等有色物质在牙齿表面附着。这样的渍附着物可以到正规的医疗机构进行喷砂洁牙，去除牙齿表面的脏物，从而达到黄牙变白的效果。②天生的黄牙，可能是由你生活所在地区的水质或环境造成的，它会随着你年龄的增大越来越黄。在这种情况下，你可以去正规的医疗机构接受冷光漂白或者做牙套漂白。在接受漂白之前必须要做一次彻底的洁牙，并在确保牙齿和牙龈健康的情况下进行。在漂白过程中，有可能出现牙齿咬东西无力，牙齿一遇冷、热就酸痛敏感等，这是正常现象，过一段时间会消失。一般牙齿漂白需要每年进行一次。

什么是美容冠

美容冠是将需要改变的牙齿打磨变小，再在被打磨的牙齿外面套上人工生产的、美观大方、色泽逼真的假牙（例如贴面、全瓷牙等）。其用途广泛，具体包括"暴牙""虎牙""地包天""个小牙"，以及前牙拥挤、前牙稀疏、全口牙不齐、牙齿缺损、烤瓷失败，或者成人错过矫正黄金期及重度四环素牙。美容冠具有美牙不拔牙、无痛苦、高效快速，相比正常普通烤瓷牙齿更加坚固、美观大方、色泽逼真等优点。如果爱美人士想为自己的牙齿做修复美容手术，美容冠会是一个不错的选择，但做美容冠的爱美人士必须要慎重，牙齿是不可再生器官。建议一定要到正规的医院做这个手术。

❸ 什么样的牙齿适合做美容冠

蛀牙或牙齿缺损较大，牙齿变色呈灰色或黄褐色，可通过美容冠实现美观及增加强度。牙齿发黄发黑的现象，如四环素牙（一般是由儿童时期或者母亲在怀孕期间服用四环素药物导致的，牙齿色泽呈暗黑色）、氟斑牙（牙齿表面出现白垩色斑点）、死髓牙（牙体变色）等牙齿问题。美容冠适合通过全瓷牙修复矫正、改善牙齿发育异常的患者。对于不正常的牙齿发育，如过小牙、牙间隙宽、个别牙不齐、釉质发育不全等，美容冠则可以把牙齿的形态、颜色恢复到理想状态。此外，很多牙齿在做其他治疗后会留下一些外观问题，如牙髓治疗后易造成牙齿变色、补料脱落及牙齿折裂，也可选用美容冠来修复。

❹ 我的牙长得不整齐可以矫正吗？矫正牙齿有年龄限制吗

可以，除个别牙齿不整齐使用美容冠修复外，目前牙齿不齐最好的治疗方式就是做矫正，牙齿矫正可以有效治疗牙列拥挤和牙齿不齐。矫正牙齿是没有年龄限制的，只要牙周健康，都可以矫正。只是成年人和小孩相比，组织代谢速度较慢，矫正的反应效率较差，所以要花更长的时间，但同样可以收到满意的效果。牙齿矫正分为传统矫正和隐形矫正。传统矫正是使用弓丝和托槽，传统牙齿矫正的原理就是在牙齿表面黏上牙钉，即牙齿矫正器，再在牙钉上扣上钢线，并以钢线施力来使牙齿移动，使牙齿重新排列。隐形矫正是通过佩戴隐形牙托利用牙托弹性改变牙列。小孩子需要佩戴矫正1年左右，而成年人牙根已经停止发育，牙槽骨已经定型，牙齿矫正时间会更长一点，一般需要1～3年，牙齿矫正后要戴1年以上的保持器，以后不间断地佩戴，以尽可能保持矫正效果，防止反弹。

⑤ 隐形矫正和普通矫正的区别是什么

无托槽矫治技术完全不同于传统矫治技术，它是利用佩戴一系列透明、自行摘戴的牙套，来达到矫正牙齿的目的。使用者仅需更换一副副透明的牙套，就能逐渐将牙齿排列整齐，既能满足矫正牙齿的需要，又同时避免了传统托槽矫正能看到"钢牙"的缺点。因为可以自行拆戴，便于清洁，材质表面光滑，无托槽透明牙套相对于普通矫治器来说更加舒适，不易损伤口腔黏膜，特别适合易患口腔溃疡的患者。而且复诊时间更为自由，一个半月到两个月复诊一次，外地患者最长可3～6个月复查。第二种舌侧托槽矫治技术，最大限度避免了托槽与口腔黏膜的亲密接触，减少了口腔黏膜的损伤，不仅提高了患者舒适程度，其美观度也较高，佩戴者说话时基本看不见矫正器材，隐形而不易被发现。

⑥ 我的牙是氟斑牙，能做掉吗

氟斑牙主要表现为牙齿上出现白垩色、黄褐色或暗棕色的斑块，非常影响牙齿的美观。其治疗方法需要根据具体情况制订相应的措施，临床上常按程度的不同将氟斑牙分为白垩型(轻度)、着色型(中度)和缺损型(重度)三种类型。轻度或有着色无缺损的氟斑牙，可以采用漂白脱色法脱色，使牙齿达到美观的效果；中、重度但面积较小的缺损者，可以片切，然后考虑采用复合树脂修复。而对于伴有严重缺损的氟斑牙，主流修复方式是使用瓷贴面和全瓷冠等方法修复，也可以使用复合树脂直接贴面。具体使用哪种方法，需要参考医生的建议。对没有氟斑牙的人群来说，最重要的还是预防，要避免饮用含高浓度氟的水，勤刷牙，保持口腔清洁。

7 烤瓷牙与全瓷牙的区别在哪里

全瓷牙是新一代的烤瓷牙，指牙齿内外两层牙齿颜色一致，而烤瓷牙内层是金属，外层是烤瓷，两者的主要区别如下：①全瓷牙的内冠没有金属基底冠，对光线的反射更接近天然牙，且拥有极好的生物相容性。烤瓷牙因金属基底冠理化性质相对不稳定，金属离子缓慢释放，会对牙龈产生不良影响。②烤瓷牙的金属基底强度不够，易导致崩瓷。而全瓷牙具有很高的密度和强度，且耐磨性强，结构稳定，耐酸碱性强，不易崩瓷。③全瓷牙具有良好的生物相容性，对人体健康基本无毒副作用。④烤瓷牙的硬度大于牙釉质，可造成对颌牙的磨损。而全瓷牙的硬度与牙釉质相近，不会使对颌牙造成磨损。

8 我的门牙不小心撞断了一截怎么办

这种情况下，首先需要携带断齿去医院就诊，以判断牙齿的损伤程度。通过拍摄根尖片查看剩余牙体的情况以及牙根是否也有断折。如果牙根也折断了，就需要判断牙根折断的部位，如果折断的部位情况不佳，这颗牙就有可能要拔掉，再进行种植牙或镶牙修复。如牙根没有折断，就需查看牙冠折断的情况：①牙神经未暴露。先脱敏治疗后再观察6~8周，如无不适，可行复合树脂或烤瓷冠修复；如有不适，需行根管治疗后再行美容冠修复。②牙神经暴露。通过拍片根尖孔未闭合的，需先行根尖诱导术后再行烤瓷冠修复。根尖孔已闭合的牙根管，治疗后行烤瓷冠修复，具体的治疗方案医生会给你正确的引导。

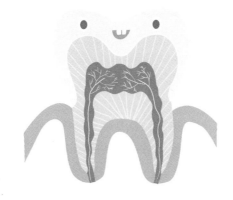

9

我缺失了一颗牙想补一颗牙，应该怎么选择

缺牙后补牙主要有三种选择：①活动义齿，是一种可以自己摘戴的活动假牙，材质有塑料、金属、纯钛。它的缺点就是不方便，进食后需要取出清理，也不能用它咬太硬的物体。②固定义齿，主要是烤瓷冠桥，利用缺失牙左右各一颗牙齿来固定中间一颗的缺失牙齿。它的缺点是需要磨除左右两颗健康牙齿的表面，会增加邻牙的负担。③种植牙，是在颌骨里植入人工牙根，再在牙根上置入烤瓷冠的方式修复缺失牙。它的优点是不影响周围健康的牙齿，缺点是价格比较昂贵。种植牙不是所有人都适合做，全身情况良好、身心健康、骨骼和牙齿已定型的成年人适合。种植牙优点较多，如果在经济条件允许的情况下，从长远情况来看，建议做种植牙。

哪些人适合做种植牙

　　种植牙适合大部分牙齿有缺失的患者。如单颗、多颗、全口牙齿缺失的情况都适合做种植牙。单颗牙齿缺失的患者可以通过种植牙恢复牙齿功能，并且不伤害健康的邻牙。对于多颗牙齿缺失和全口牙缺失的患者，种植牙修复无论是在外观上还是在功能上都是一种完美的解决方案。长时间缺牙的人，牙槽骨被吸收而无法佩戴传统活动牙，咀嚼功能无法实现，可以通过做种植牙来恢复正常的咀嚼功能。后牙缺失无法做固定桥修复又不想佩戴活动义齿的人，也可以做种植牙。但以下的情况不适合种种植牙：长期服用特殊药物影响凝血或组织愈合能力者、严重的系统性免疫性疾病患者、过度嗜好烟酒的人群、神经及精神疾病患者、妊娠期女性、受口腔颌面部局部条件限制的患者等。

牙龈经常流血是怎么回事

　　牙龈流血的原因比较多，具体原因及防治方法如下：①口腔卫生不良，有大量牙垢和牙石，伤及牙龈，导致牙龈出血，这种情况最常见，可到口腔科清洁牙齿，去除牙垢、牙石（俗称洗牙，医学上称洁治、刮治），待牙龈炎症消除后，出血也就随之停止；②由残根或残冠引起的牙龈出血，可以拔除残冠或残根；③佩戴制作不良的牙套或不良修复体导致的牙龈出血，应重新制作牙套或重补牙；④女性月经期、妊娠期出现的牙龈出血，要注意保持口腔卫生，通常经期及妊娠期过后，牙龈出血就会明显减轻；⑤刷牙不当引起出血，应避免用力横刷牙齿，采用竖刷法；⑥全身疾病引起的出血，如不明原因的大范围自发性牙龈出血，应及早到医院检查，以排除血液系统疾病。

12 我的牙龈萎缩了，笑起来时显得牙齿很长，有办法治疗吗

牙龈萎缩分两种状况，一种是生理的，还有一种是病理的。病理性萎缩主要是牙周炎导致的，所以应先从病因着手。首先可以通过洁牙和刮治，清除牙石菌斑，去除牙周炎。其次应当使用消炎类药物，通过局部上药＋口服消炎药的方式，消除炎症，并注意保持口腔卫生，防止炎症再次形成。及时补充维生素C，为牙龈补充营养，提高其免疫力，促进牙周病的恢复。最后，待牙周恢复后，可行植骨恢复其原有高度，并使其与牙根以及原有牙槽骨有正常的附着关系。生理性萎缩是随着年龄的增长，牙龈或多或少都会发生萎缩，使牙根暴露在外的现象。它可以通过保健来延缓牙龈萎缩。如果萎缩后出现牙齿遇酸冷刺激则痛的现象，可以通过牙龈美容手术恢复正常的牙龈高度。

13 我孩子乳牙烂了，特别是门牙很难看，需要治疗吗

你孩子的这种情况，许多家长都认为乳牙是还会换的，所以烂了也无所谓。乳牙烂了就真的无所谓吗？其实不然。儿童乳牙的替换时间一般在6岁左右开始，12岁左右结束，但男孩与女孩又存在一定差异，一般男孩在这个年龄段发育得比女孩稍慢一些，因而男孩恒牙的萌出也相对要晚于女孩，这些都是正常的生理现象。在长达数年的乳牙更换期内，如果乳牙坏烂，就无法咀嚼一些较硬的食物，无法通过咀嚼力刺激颌骨的生长发育，就会影响恒牙的萌出和儿童整体的生长发育。所以乳牙烂了，也应该趁早治疗，对缺损较大的部位，可以在治疗后使用预成冠恢复其功能和外观，前牙可以通过透明冠恢复美观和功能，这样也能改善儿童的一些自卑心理，让他变得更自信。

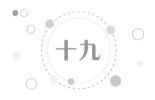

其他整形美容常识

1 防晒霜上面有很多英文和数字，应该怎样选购和使用

防晒霜有SPF和PA两个关键指标。SPF称作防晒指数，是指防晒霜对抗紫外线B的能力，比如原来日晒后10分钟皮肤就发红，涂抹防晒霜之后要日晒200分钟后皮肤才会发红，延长了20倍，那么这种防晒霜的防晒指数就是20，SPF的最高值是50。PA是防晒黑能力，是指防晒霜对抗紫外线A的能力，有＋、＋＋、＋＋＋、＋＋＋＋四等，等级越高，抗晒黑能力就越强。需要注意的是，选购防晒霜时并不是指数越高越好，因为防晒指数高，内含的防晒剂（比如二氧化钛和氧化锌）就越多，这些成分会刺激皮肤，引起毛孔堵塞。所以应该根据环境选用恰当的防晒霜，在室内工作的人只需使用防晒指数20以下的；在室外奔波的人可以选用防晒指数20～30的；如果在海边晒太阳浴，则要使用防晒指数30以上的防晒霜。

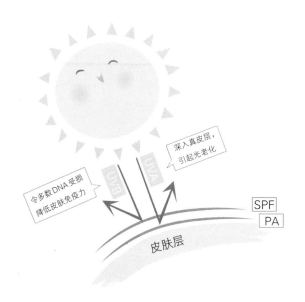

令多数DNA受损
降低皮肤免疫力

深入真皮层，
引起光老化

UVB

UVA

SPF

PA

皮肤层

②

人们常说的"三停五眼"是怎么回事？我左右两边的脸好像不太对称，这正常吗

所谓的三停，就是指眉骨、鼻底将整个面长分成了三等份。发际线到眉骨是一停（一等份的意思），眉骨到鼻底是一停，鼻底到下颏缘是一停。所谓的五眼，就是指面部宽度是眼部宽度的五倍。面部的外侧缘到外眼角的宽度等于一眼的宽度，两侧内侧眼角的距离等于一只眼的宽度。一般认为，符合"三停五眼"标准的面部比较符合美学标准，但不能将其绝对化。几乎没有一个左右脸完全对称的人，一般只要不是明显不对称，就属于正常。曾经有人采用电脑合成技术，将人的左脸与左脸合成一张脸，右脸与右脸合成一张脸，两张合成后的脸都与原来的面容差异甚大。

3 我听人说，符合黄金分割比的人体是最美的，能大致介绍一
下吗

黄金分割律是古希腊数学家毕达哥拉斯所发现，柏拉图将此称为"黄金分割"，夸张点说，任何美的东西，都存在这一比例。它是一种符合审美标准的数学比例，如果使用黄金分割法将一条线一分为二，应该满足"较大部分与整体的比值"刚好等于"较小部分与较大部分的比值"，经过计算，这个比值为 0.618：1，也就是说 0.618：1＝1：1.618。人体中存在着很多符合黄金分割比的部位。如肚脐以上的身体长度与肚脐以下长度的比值、头顶到喉结与喉结到肚脐的比值、肩关节到肘关节与肘关节到中指尖的比值、手宽与手长的比值、面宽与面长的比值、鼻宽与鼻长的比值、唇高与唇宽的比值、鼻翼宽度与口角间距宽度的比值等。一般认为，符合以上黄金分割比例的人体较为匀称，具有美感。

4 我毕业都一年多了一直找不到工作，一定是长得不够好看，想
做一下整形可以吗

整形手术确实可以在一定程度上改善外观，比如重睑术可以使眼睛看上去更加明亮有神，隆鼻术可以增加面部的立体感，面部轮廓整形可以使面部轮廓更加精致，隆胸和吸脂术可以使身体的曲线更加动人。但是，所有这些都是在自己原有样貌的基础上加以改善和提高，并不能通过手术将你变成另外一个人。此外，对于你工作找不到的问题，整形手术并不能帮上多少忙，求职成功与否主要取决于你的学问、工作能力、本人的性格和操守等，除个别特殊岗位，外貌是非常次要的。如果你将求职的希望寄托于整形手术上，是不恰当的，可以预测在手术后你将会非常失望。希望你首先提高自身素养与内涵，再考虑做一些适当的美容手术。

5

我想做美容手术，不知道是否适合，请问有什么人不可以做手术吗

一般认为，有以下十种情况之一者不适合做整形美容手术：①精神异常或心理障碍患者，患有严重全身性疾病或慢性疾病者；②月经期、妊娠期或哺乳期妇女；③术前检查有重要的不适宜手术的异常指标，如出血凝血时间异常者；④手术目的不明确和对手术效果期望值过高者；⑤找过很多医生，接受过多次手术，但都未达到满意效果者；⑥拿着某位明星的照片，要求做成该明星模样的人；⑦认为生活中的挫折是容貌不好造成的，希望手术后可以改变生活或工作状况者；⑧不能接受美容手术后恢复期内的轻度异常和不适以及手术后轻微的不满意者；⑨手术动机来自别人的劝说或自我压力而进行整形者；⑩18周岁以下未经监护人允许者。

6

做美容手术前需要做些什么准备

手术前需要做两方面的准备：①心理准备。首先要有充分的心理准备，要了解手术后的效果，手术是科学不是神话，对于手术后的期望值要切合实际；其次要了解手术后恢复期内会出现的疼痛、肿胀、瘀斑等不适；另外，还要了解手术后可能产生的并发症，这是你可能要付出的代价。②身体准备。手术前不能服用活血药物和抗凝血药物如阿司匹林等，以减少术中出血；手术需避开月经期；如有感冒发烧等症状时，需暂缓手术；手术前必须如实告知医生自己曾患的疾病以及近期曾经服用的药物，以免影响医生对手术的判断；术前1周需戒烟酒。

7

我想做美容手术，应该到什么机构找怎样的医生

回答只有一句话：到正规的整形机构找有资质的整形医生。可以将手术比喻成乘车，如果希望确保乘车安全，需要确认两点，一是驾驶员必须要有驾驶证，二是这辆车必须要有行驶证。正规的整形机构包括各类诊所、门诊部、专科医院、综合性医院里的整形外科等，所有这些机构都应该有卫生行政部门颁发的《行医执照》以及行医范围，求美者应该在就诊前加以确认。做美容手术的医生首先应该是整形外科专科医生，然后应有《医师执业证书》和《医师资格证书》，你在接受手术前要确认医生是否符合这三个基本条件，才能进行下一步的选择。

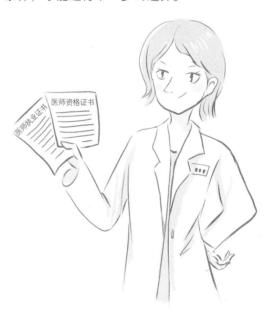

8. 整形美容手术后需要注意什么

手术后的护理和保养是否正确直接影响到手术后的恢复时间和手术效果，接受整形美容手术后要注意以下几点：①术后48小时内做冷敷，以收缩血管、减少术后出血，第3天开始做热敷以减轻肿胀、促进瘀血吸收；②术后不得做剧烈运动，避免便秘和做增加腹压的动作如下蹲屏气等，不可自行触碰伤口，拆线前避免伤口碰水；③按照医嘱使用3～7天的抗生素；④遵医嘱适时地返医院拆线，一般头面部5～7天拆线，四肢或躯干部位10～14天拆线；⑤为了使手术瘢痕不明显及预防瘢痕增生，拆线后可使用抗瘢痕软膏或敷贴膜；⑥遵从医生的一些其他特殊医嘱，术后定期随访复查。

⑨ 整形手术室里会不会很恐怖啊

由于手术室是完全封闭的，并且对于大多数人来说，是一个陌生的环境，所以绝大多数人都会以为手术室是阴森恐怖的，这与人们天生对疾病和手术的恐惧有关。其实不然！当需要关心和照顾的你进入手术室时，马上就会有护士热情地迎接你，帮你放置好随身物品，告知你一些手术过程中需要注意的事项，并且安慰和鼓励你："不要怕，既然有勇气进来，就一定要勇敢接受它！何不以轻松的心态去感受这个过程呢？"为了减轻求美者的紧张和焦虑情绪，手术室准备了轻松的背景音乐。在手术过程中，你可以调整和放松精神，甚至可以握着医护人员的手，边聊天边手术，有时候一个话题还没有讲完，手术已经结束了。如果你是全身麻醉，就更不用紧张了，一觉醒来已经是"旧貌换新颜"了。

⑩ 我最怕疼了，美容手术一定很疼吧，麻药打了之后就一点儿感觉都没有了吗

整形美容手术多采用全身麻醉和局部麻醉的方法，而后者是最常用的，就是将麻药注射在手术区域内，数分钟后此区域的感觉神经就被药物麻痹了，痛觉消失，可以开始手术。此时你可以听到手术的声音，睁开眼睛可以看到周围的景象，在手术区域可以感觉到触碰、撞击、移动等，唯独不会感觉到痛，这是一种奇妙的感觉，此时产生的不适往往是来自恐惧，你需要镇静下来，放松心情，适应这个无痛但紧张的手术过程，积极

配合医生顺利完成手术。如果你属于那种特别容易紧张的人，无法控制自己的恐惧心理，那么可以要求在全麻下进行手术，全麻后整个人会处于深度睡眠状态，不需要你做任何努力，便会进入"没有知觉"的状态中。

⑪ 做整形美容手术疼吗？都需要麻醉吗

手术对人体来说是一种创伤，有创伤就会有疼痛，疼痛是机体对伤害性刺激的保护性反应，要保证手术过程无痛就需要靠麻醉药来实现。由于整形美容手术的特殊性，极大部分手术可以在局部麻醉下进行，所谓局部麻醉就是手术医生将麻醉药注射到将要进行手术的部位以阻断此区域的感觉神经，从而消除痛觉。除了手术区域无痛外，其他感觉和意识均不受任何影响，可以在手术时和医生交流。此外，对于儿童或手术范围较大、时间较长、手术部位特殊（如头面部）者，采用局部麻醉就不适合，需要根据患者情况，由专业的麻醉医生来选择合适的麻醉方法以保证手术的顺利进行。常用的麻醉方法有：神经阻滞麻醉、椎管内麻醉和全身麻醉等。

⑫ 为什么全身麻醉前要禁食、禁水

全身麻醉实施过程中使用的药物尤其是镇痛类药物都会出现程度不同的恶心、呕吐等不良反应，而且在全身麻醉状态下，患者的各种保护性反射（比如咳嗽反射等）因受到麻醉药物的抑制而减弱甚至消失，如果患者术前不禁食、禁水，胃内的食物和水会呕吐至咽喉部，再被误吸后反流入呼吸道，将造成气管堵塞而窒息，甚至威胁生命。因此在实施全身麻醉前必须禁止摄入任何食品及饮料，通常成人应在手术前一天晚上开始禁食，术前2小时禁水；儿童或婴幼儿在手术前6小时禁哺乳或固体食物，术前2小时禁水。

⑬ 麻醉药会对脑子有影响吗？会不会让人变笨啊

局部麻醉中使用的药物仅仅注射在手术区域，几乎不会对身体的其他部位包括大脑产生影响。全身麻醉中所使用的药物，尤其是麻醉性镇痛药、镇静药、吸入麻醉药等均作用于中枢神经系统，从而产生相应的麻醉作用。全身麻醉其实就是对中枢神经系统即大脑的抑制过程，但这些药物都是在很短时间内就会被分解代谢，整个麻醉过程是可控的和暂时的，随着药物在体内的代谢，其作用也随之消除，不会产生持续的影响。关于全身麻醉后记忆力会受影响、脑子会变笨的顾虑，是没有任何科学依据的。

⑭ 做整形手术前一定要签"生死状"吗

手术前需要签署手术同意书或手术告知书，这并不是"生死状"，它仅仅是表明患者已经被告知并理解了某种治疗过程中或治疗结束后可能发生的不利情况。患者或家属在手术前签字是目前全世界任何一家医院的固有程序，其目的是维护医患双方的权益。任何手术和治疗都有一定的风险，对于治疗的过程和可能出现的各种不利情况，医生必须告知，不得在未经告知的情况下进行治疗，而患者有权利在充分了解的基础上同意或拒绝接受这种治疗，这一过程最后需要以双方签字的形式留下法律依据。对于美容手术来说，这项程序就显得更加重要，因为美容手术仅仅是为了改变容貌体形，并不是抢救治病非做不可，所以你应该在手术前充分了解手术的风险，如果认为风险大于收益，可以考虑不做或暂缓。

为什么整形手术前要"拍照留念"

在接受整形手术之前，医生会给你"拍照留念"。你一定会很疑惑：为什么呢？为什么要留下照片在医院里呢？会不会拿出去登广告呢？要是别人看到了怎么办呀？作为医务工作者，我们很理解你的心情，但术前的"拍照留念"非常重要，因为拍照可以记录手术部位的原始情况，用于术后的效果对比。有很多朋友在整形之后会迅速遗忘自己以前的形象，并且在整形之后过度关注自己的容貌变化，而发现一些以往没有注意到的细节，误认为是手术造成的。临床上我们曾经遇到过抱怨做了隆鼻手术之后眼睛变得一大一小的病人，这个时候，就需要使用整形之前的照片来做一下比对，可以迅速缓解你的焦虑。医学摄影的照片在医院都是由专人保管的，是不会用于商业用途的。

⑯ 上次手术前已经拍过照片了，为什么这次来医院复查又要拍照

有些朋友觉得每次来做整形美容都要拍照没什么必要，反正以前已经有照片留底，干脆这次就别拍了吧？其实，复查拍照非常有必要，原因如下：首先，整形前后的照片可以作为医学资料永久保存。整形美容调整的是容貌和体型，很难用文字来描述和记录这些外形的变化，照片则是唯一的记录工具，而且有些治疗需要经过一个漫长的过程，在每个阶段，我们都需要拍照存档，将整个治疗过程详细而形象地记录下来，医生也可以通过观察整形部位的变化来调整下一步的治疗，因此这些照片就显得弥足珍贵了。其次，万一医患双方产生不同意见甚至纠纷时，这些照片可以作为客观证据，它们可以完整而公正地证明整个治疗过程中出现的变化，以利于维护双方的权益。

17 去医院缝针的时候，经常会听说缝线有"可以自己吸收的和需要拆线的"两种，哪种线更好些

在临床上所用的缝线大致可以分为可吸收线和不可吸收线两种，它们有各自的优缺点。可吸收线大多由可降解的成分如蛋白质等加工而成，缝合后无须拆线，经过不同时间（一般是几个月至1年）被人体降解吸收，这个降解吸收的过程，就是缝线和人体组织发生反应的过程，这种反应会对正常组织产生轻度的刺激，因此如果将这种线缝在皮肤表面，就会留下反应的痕迹，也就是缝过线的印子，这类缝线多用于皮内缝合，不适合用于皮肤表面的缝合。不可吸收线由于组织反应轻微，因而没有上述缺点，但是它不可吸收，缝合后需要拆线，程序较可吸收线烦琐。

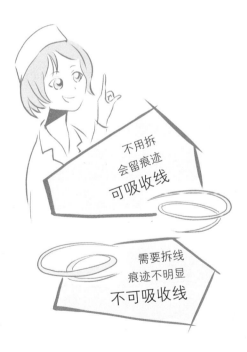

不用拆
会留痕迹
可吸收线

需要拆线
痕迹不明显
不可吸收线

整形手术真的像广告上看到的那样没有瘢痕吗

首先需要了解的是，广告上所说的"没有瘢痕的整形手术"肯定是不准确的，它带有一定的夸张程度，是一种过度宣传。从医学上来讲，瘢痕的产生是人类伤口愈合的过程，很多动物不长瘢痕，人类只有在子宫内的胎儿才不会长瘢痕。当人类的皮肤伤口深度达到真皮层时，伤口处不能愈合为正常的皮肤，只能依靠瘢痕来完成愈合，因此理论上讲，任何切开皮肤的手术都会留下痕迹。不过，某些情况下，术后瘢痕也可以做到不明显，这主要和个人体质、受伤程度、伤口位置以及医生技术水平有关。在整形手术中，医生往往可以通过隐蔽切口、精细操作及术后抗瘢痕治疗，使瘢痕不明显，给人一种几乎没有瘢痕的错觉。

 一些朋友在私人工作室里做的微整形，看起来效果也不错，可以去做吗

法律规定设置医疗美容机构，需持有《医疗美容机构执业许可证》，而其中的医疗美容医生必须经过专业的医师培训，持有《医师执业证书》和《医师资格证书》，并注明具有实施"医疗美容操作"的资质。所有的整形美容操作，一旦侵入皮肤，就属于医疗美容，必须由有资质的医生实施。一个合格的医生，专业知识学5～8年，临床规范化培训3年，专科规范化培训3年，11～14年之后才能单独实施诊疗工作。而在工作室里，那些没有医学基础和临床经验的学员们，相互练手，3天后穿上白大褂就能成为"医生"，同时，他们无法获得正规的医疗药品和制剂，使用的大多是非法产品，风险之大可以想象。因此，如果做整形，必须去正规的医疗机构，找有资质的医生。

㉕ 什么是微整形？有哪些微整形项目

微整形是指那些不需要手术、不影响工作生活的整形操作，主要有三大类：①不破皮的激光光电治疗，包括光子嫩肤（强脉冲光）、电波拉皮（射频）、激光脱毛、超声治疗、激光非剥脱治疗等，这些治疗可以改善皮肤外层的色斑、毛发、红血丝，紧致皮下组织；②注射美容治疗，主要指注射肉毒毒素和透明质酸（玻尿酸）等，从而起到减少皱纹、减轻凹沟、改善面部轮廓等效果；③面部埋线提升（线雕），需要在皮肤上面做几个小孔，将数条提升线埋入皮下，起到上提面部组织，达到年轻化的作用。这些微整形的共同特点是对人体的创伤很小或没有创伤，可以起到一定程度的美化效果，但是和有创的手术相比，微整形疗效较弱，维持时间较短。